中医临床实习重点内容速查手册

山东中医药大学教务处　组织编写

中国中医药出版社
·北 京·

图书在版编目（CIP）数据

中医临床实习重点内容速查手册 / 山东中医药大学教务处组织编写．—北京：
中国中医药出版社，2020.6（2024.4重印）
ISBN 978-7-5132-5964-4

Ⅰ．①中… Ⅱ．①山… Ⅲ．①中医临床-手册 Ⅳ．①R24-62

中国版本图书馆 CIP 数据核字（2019）第 289228 号

中国中医药出版社出版

北京经济技术开发区科创十三街 31 号院二区 8 号楼
邮政编码　100176
传真　010-64405721
三河市同力彩印有限公司印刷
各地新华书店经销

开本 850×1168　1/64　印张 5　字数 148 千字
2020 年 6 月第 1 版　2024 年 4 月第 5 次印刷
书号　ISBN 978-7-5132-5964-4

定价　36.00 元
网址　www.cptcm.com

服 务 热 线　010-64405510
购 书 热 线　010-89535836
维 权 打 假　010-64405753

微信服务号　zgzyycbs
微商城网址　https://kdt.im/LIdUGr
官 方 微 博　http://e.weibo.com/cptcm
天猫旗舰店网址　https://zgzyycbs.tmall.com

如有印装质量问题请与本社出版部联系（010-64405510）
版权专有　侵权必究

编写说明

临床实习是促进医学生将医学理论知识与技能内化为临床服务能力的关键环节，是促进学思结合、知行合一的必要手段，也是促进医学生思想、道德、文化、心理等方面全面提高的重要过程。这"三个促进"实际上也是临床实习教学目标的核心所在。

本书旨在方便中医学生实习过程中快速查找知识点并掌握基础知识，做到理论与实践相结合，提高临床能力。

本书将教材中的基础知识提炼浓缩，融会贯通，共分为中药篇、方剂篇、体格检查篇、院外心肺复苏篇、内科篇、外科篇、妇科篇、儿科篇、针灸篇和辅助检查判读篇十部分，内容简明扼要，条理清晰，查阅方便。

特别需要说明的是，本书仅作为基础知识点速查手册，不能作为临床治疗指导用书，相关疾病的具体治疗方案请询问一线临床医生或查阅专业书籍。

本书编写过程中，全体编者尽心尽力，不足之处，敬请使用者提出宝贵意见，以便再版时修订提高。

《中医临床实习重点内容速查手册》编写组

2020 年 6 月

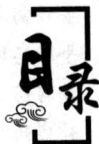

目录

中药篇

方剂篇

体格检查篇

院外心肺复苏篇

内 科 篇

外科篇

妇科篇

儿 科 篇

针 灸 篇

辅助检查判读篇

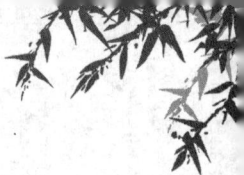

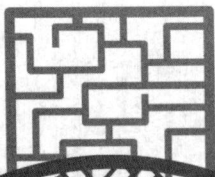

中药篇

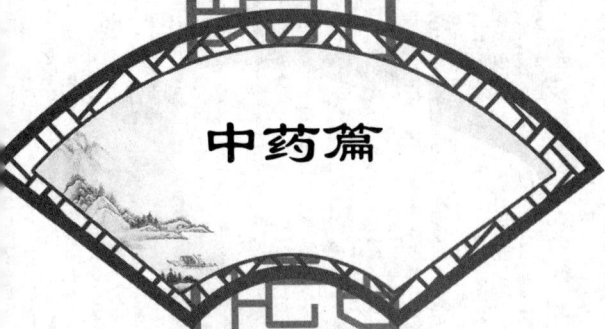

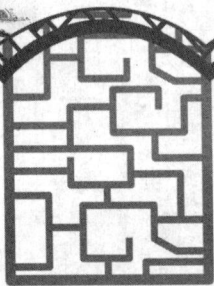

中経文献

解表药

发散风寒药		
药名	药性	功效
紫苏叶	辛，温。 归肺、脾经	解表散寒，行气和胃
香薷	辛，微温。 归肺、脾、胃经	发汗解表，化湿和中，利水消肿
荆芥	辛，微温。 归肺、肝经	解表散风，透疹，消疮。荆芥炭收敛止血
防风	辛、甘，微温。 归膀胱、肝、脾经	祛风解表，胜湿止痛，止痉
羌活	辛、苦，温。 归膀胱、肾经	解表散寒，祛风除湿，止痛
白芷	辛，温。 归肺、胃、大肠经	解表散寒，祛风止痛，宣通鼻窍，燥湿止带，消肿排脓
细辛	辛，温。 归心、肺、肾经	解表散寒，祛风止痛，通窍，温肺化饮
藁本	辛，温。 归膀胱经	祛风散寒，除湿止痛
辛夷	辛，温。 归肺、胃经	散风寒，通鼻窍

发散风热药		
药名	药性	功效
薄荷	辛，凉。 归肺、肝经	疏散风热，清利头目，利咽，透疹，疏肝行气
牛蒡子	辛、苦，寒。 归肺、胃经	疏散风热，宣肺祛痰，利咽透疹，解毒消肿
蝉蜕	甘，寒。 归肺、肝经	疏散风热，利咽开音，透疹，明目退翳，息风止痉
桑叶	甘、苦，寒。 归肺、肝经	疏散风热，清肺润燥，平抑肝阳，清肝明目
菊花	辛、甘、苦，微寒。 归肺、肝经	疏散风热，平抑肝阳，清肝明目，清热解毒
蔓荆子	辛、苦，微寒。 归膀胱、肝、胃经	疏散风热，清利头目
柴胡	辛、苦，微寒。 归肝、胆、肺经	疏散退热，疏肝解郁，升举阳气
升麻	辛、微甘，微寒。 归肺、脾、胃、大肠经	发表透疹，清热解毒，升举阳气
葛根	甘、辛，凉。 归脾、胃、肺经	解肌退热，生津止渴，透疹，升阳止泻，通经活络，解酒毒
淡豆豉	苦、辛，凉。 归肺、胃经	解表，除烦，宣发郁热

清热药

清热泻火药		
药名	性味归经	功效
石膏	甘、辛，大寒。归肺、胃经	生用：清热泻火，除烦止渴
		煅用：收湿，生肌，敛疮，止血
知母	苦、甘，寒。归肺、胃、肾经	清热泻火，滋阴润燥
芦根	甘，寒。归肺、胃经	清热泻火，生津止渴，除烦，止呕，利尿
天花粉	甘、微苦，微寒。归肺、胃经	清热泻火，生津止渴，消肿排脓
栀子	苦，寒。归心、肺、三焦经	泻火除烦，清热利湿，凉血解毒；外用消肿止痛
夏枯草	辛、苦，寒。归肝、胆经	清肝泻火，明目，消肿散结
决明子	甘、苦、咸，微寒。归肝、大肠经	清肝明目，润肠通便

清热燥湿药		
药名	药性	功效
黄芩	苦，寒。归肺、胆、脾、大肠、小肠经	清热燥湿，泻火解毒，止血，安胎
黄连	苦，寒。归心、脾、胃、肝、胆、大肠经	清热燥湿，泻火解毒
黄柏	苦，寒。归肾、膀胱经	清热燥湿，泻火解毒，除骨蒸
龙胆	苦，寒。归肝、胆经	清热燥湿，泻肝胆火
苦参	苦，寒。归心、肝、胃、大肠、膀胱经	清热燥湿，杀虫止痒，利尿
清热解毒药		
药名	药性	功效
金银花	甘，寒。归肺、心、胃经	清热解毒，疏散风热
连翘	苦，微寒。归肺、心、小肠经	清热解毒，消肿散结，疏散风热
板蓝根	苦，寒。归心、胃经	清热解毒，凉血，利咽

清热解毒药		
药名	药性	功效
蒲公英	苦、甘，寒。归肝、胃经	清热解毒，消肿散结，利湿通淋
鱼腥草	辛，微寒。归肺经	清热解毒，消痈排脓，利尿通淋
大血藤	苦，平。归大肠、肝经	清热解毒，活血，祛风止痛
清热凉血药		
药名	药性	功效
生地黄	甘，寒。归心、肝、肾经	清热凉血，养阴生津
玄参	甘、苦、咸，微寒。归肺、胃、肾经	清热凉血，滋阴降火，解毒散结
牡丹皮	苦、辛，微寒。归心、肝、肾经	清热凉血，活血化瘀
赤芍	苦，微寒。归肝经	清热凉血，散瘀止痛
清虚热药		
药名	药性	功效
青蒿	苦、辛，寒。归肝、胆经	清虚热，除骨蒸，解暑热，截疟，退黄
地骨皮	甘，寒。归肺、肝、肾经	凉血除蒸，清肺降火

泻下药

攻下药		
药名	药性	功效
大黄	苦，寒。归脾、胃、大肠、肝、心包经	泻下攻积，清热泻火，凉血解毒，止血，逐瘀通经，利湿退黄
芒硝	咸、苦，寒。归胃、大肠经	泻下通便，润燥软坚，清火消肿
番泻叶	甘、苦，寒。归大肠经	泄热行滞，通便，利水
润下药		
药名	药性	功效
火麻仁	甘，平。归脾、胃、大肠经	润肠通便
郁李仁	辛、苦、甘，平。归脾、大肠、小肠经	润肠通便，下气利水

祛风湿药

祛风寒湿药		
药名	药性	功效
独活	辛、苦，微温。归肾、膀胱经	祛风除湿，通痹止痛，解表
威灵仙	辛、咸，温。归膀胱经	祛风湿，通经络，止痛，消骨鲠
川乌	辛、苦，热。归心、肝、肾、脾经。生川乌有大毒，制川乌有毒	祛风除湿，温经止痛
木瓜	酸，温。归肝、脾经	舒筋活络，和胃化湿
路路通	苦，平。归肝、肾经	祛风活络，利水，通经
祛风湿热药		
药名	药性	功效
秦艽	苦、辛，平。归胃、肝、胆经	祛风湿，清湿热，止痹痛，退虚热
防己	苦，寒。归膀胱、肺经	祛风湿，止痛，利水消肿

祛风湿强筋骨药		
药名	药性	功效
五加皮	辛、苦，温。 归肝、肾经	祛风除湿，补益肝肾， 强筋壮骨，利水消肿
桑寄生	苦、甘，平。 归肝、肾经	祛风湿，补肝肾， 强筋骨，安胎元
狗脊	苦、甘，温。 归肝、肾经	祛风湿，补肝肾，强腰膝

化湿药

药名	药性	功效
广藿香	辛，微温。 归脾、胃、肺经	芳香化湿，和中止呕， 发表解暑
苍术	辛、苦，温。 归脾、胃、肝经	燥湿健脾，祛风散寒， 明目
厚朴	苦、辛，温。 归脾、胃、肺、大肠经	燥湿，行气，消积， 消痰平喘
砂仁	辛，温。 归脾、胃、肾经	化湿开胃，温脾止泻， 理气安胎
豆蔻	辛，温。 归肺、脾、胃经	化湿行气，温中止呕， 开胃消食
草豆蔻	辛，温。归脾、胃经	燥湿行气，温中止呕

利水渗湿药

中
药
篇

利水消肿药		
药名	药性	功效
茯苓	甘、淡，平。归心、肺、脾、肾经	利水渗湿，健脾，宁心安神
薏苡仁	甘、淡，凉。归脾、胃、肺经	利水渗湿，健脾止泻，除痹，排脓，解毒散结
猪苓	甘、淡，平。归肾、膀胱经	利水渗湿
泽泻	甘、淡，寒。归肾、膀胱经	利水渗湿，泄热，化浊降脂
利尿通淋药		
药名	药性	功效
车前子	甘，寒。归肝、肾、肺、小肠经	清热利尿通淋，渗湿止泻，明目，祛痰
瞿麦	苦，寒。归心、小肠经	利尿通淋，活血通经
萹蓄	苦，微寒。归膀胱经	利尿通淋，杀虫，止痒

利尿通淋药		
药名	药性	功效
海金沙	甘、咸，寒。 归膀胱、小肠经	清热利湿，通淋止痛
萆薢	苦，平。 归肾、胃经	利湿去浊，祛风除痹
利湿退黄药		
药名	药性	功效
茵陈	苦，辛，微寒。 归脾、胃、肝、胆经	清利湿热，利胆退黄
金钱草	甘、淡、咸，微寒。 归肝、胆、肾、膀胱经	利湿退黄，利尿通淋，解毒消肿

温里药

药名	药性	功效
附子	辛、甘，大热；有毒。 归心、肾、脾经	回阳救逆，补火助阳，散寒止痛
干姜	辛，热。 归脾、胃、肾、心、肺经	温中散寒，回阳通脉，温肺化饮

药名	药性	功效
肉桂	辛、甘，大热。 归肾、脾、心、肝经	补火助阳，散寒止痛， 温经通脉，引火归元
吴茱萸	辛、苦，热；有小毒。 归肝、脾、胃、肾经	散寒止痛，降逆止呕， 助阳止泻
丁香	辛，温。 归脾、胃、肺、肾经	温中降逆，补肾助阳

理气药

药名	药性	功效
陈皮	苦、辛，温。 归脾、肺经	理气健脾，燥湿化痰
青皮	苦、辛，温。 归肝、胆、胃经	疏肝破气，消积化滞
枳实	苦、辛、酸，微寒。 归脾、胃经	破气消积，化痰散痞

药名	药性	功效
木香	辛、苦、温。归脾、胃、大肠、三焦、胆经	行气止痛，健脾消食
沉香	辛、苦、微温。归脾、胃、肾经	行气止痛，温中止呕，纳气平喘
川楝子	苦，寒；有小毒。归肝、小肠、膀胱经	疏肝泄热，行气止痛，杀虫
乌药	辛，温。归肺、脾、肾、膀胱经	行气止痛，温肾散寒
香附	辛、微苦、微甘、平。归肝、脾、三焦经	疏肝解郁，理气宽中，调经止痛
佛手	辛、苦、酸，温。归肝、脾、胃、肺经	疏肝理气，和胃止痛，燥湿化痰
大腹皮	辛，微温。归脾、胃、大肠、小肠经	行气宽中，行水消肿

消食药

药名	药性	功效
山楂	酸、甘，微温。归脾、胃、肝经	消食健胃，行气散瘀，化浊降脂
六神曲	甘、辛，温。归脾、胃经	消食和胃
麦芽	甘，平。归脾、胃经	行气消食，健脾开胃，回乳消胀
莱菔子	辛、甘，平。归脾、胃、肺经	消食除胀，降气化痰
鸡内金	甘，平。归脾、胃、小肠、膀胱经	健胃消食，涩精止遗，通淋化石

驱虫药

药名	药性	功效
槟榔	苦、辛，温。归大肠、胃经	杀虫，消积，行气，利水，截疟

止血药

凉血止血药		
药名	药性	功效
小蓟	苦、甘，凉。归心、肝经	凉血止血，散瘀解毒消痈
大蓟	苦、甘，凉。归心、肝经	凉血止血，散瘀解毒消痈
地榆	苦、酸、涩，微寒。归肝、大肠经	凉血止血，解毒敛疮
槐花	苦，微寒。归肝、大肠经	凉血止血，清肝泻火
侧柏叶	苦、涩，寒。归肺、肝、脾经	凉血止血，化痰止咳，生发乌发
白茅根	甘，寒。归肺、胃、膀胱经	凉血止血，清热利尿
苎麻根	甘，寒。归心、肝经	凉血止血，安胎，清热解毒
化瘀止血药		
药名	药性	功效
三七	甘、微苦，温。归肝、胃经	散瘀止血，消肿定痛

化瘀止血药		
药名	药性	功效
茜草	苦，寒。归肝经	凉血，祛瘀，止血，通经
蒲黄	甘，平。 归肝、心包经	止血，化瘀，利尿通淋

收敛止血药		
药名	药性	功效
白及	苦、甘、涩，微寒。 归肺、胃、肝经	收敛止血，消肿生肌

温经止血药		
药名	药性	功效
艾叶	辛、苦，温；有小毒。归肝、脾、肾经	温经止血，散寒止痛，调经，安胎；外用祛湿止痒
炮姜	辛，热。 归脾、胃、肾经	温经止血，温中止痛

活血化瘀药

活血止痛药		
药名	药性	功效
川芎	辛，温。归肝、胆、心包经	活血行气，祛风止痛
延胡索	辛、苦，温。归肝、脾、心经	活血，行气，止痛
郁金	辛、苦，寒。归肝、胆、心、肺经	活血止痛，行气解郁，清心凉血，利胆退黄
乳香	辛、苦，温。归心、肝、脾经	活血定痛，消肿生肌
没药	苦、辛，平。归心、肝、脾经	散瘀定痛，消肿生肌
活血调经药		
药名	药性	功效
丹参	苦，微寒。归心、肝经	活血祛瘀，通经止痛，清心除烦，凉血消痈
西红花	甘，微寒。归心、肝经	活血化瘀，凉血解毒，解郁安神
桃仁	苦、甘，平。归心、肝、大肠经	活血祛瘀，润肠通便，止咳平喘

活血调经药		
药名	药性	功效
益母草	苦、辛，微寒。归肝、心包、膀胱经	活血调经，利尿消肿，清热解毒
牛膝	苦、甘、酸、平。归肝、肾经	逐瘀通经，补肝肾，强筋骨，利尿通淋，引血下行
鸡血藤	苦、甘、温。归肝、肾经	活血补血，调经止痛，舒筋活络
王不留行	苦，平。归肝、胃经	活血通经，下乳消肿，利尿通淋

活血疗伤药		
药名	药性	功效
土鳖虫	咸，寒；有小毒。归肝经	破血逐瘀，续筋接骨

破血消癥药		
药名	药性	功效
莪术	辛，苦，温。归肝、脾经	破血行气，消积止痛
三棱	苦，辛，平。归肝、脾经	破血行气，消积止痛

化痰止咳平喘药

温化寒痰药		
药名	药性	功效
半夏	辛，温；有毒。归脾、胃、肺经	燥湿化痰，降逆止呕，消痞散结
天南星	苦、辛，温；有毒。归肺、肝、脾经	燥湿化痰，祛风止痉，散结消肿
白附子	辛，温；有毒。归胃、肝经	燥湿化痰，祛风止痉，止痛，解毒散结
芥子	辛，温。归肺经	温肺豁痰利气，散结通络止痛
皂荚	辛、咸，温；有小毒。归肺、大肠经	祛痰开窍，散结消肿
旋覆花	苦、辛、咸，微温。归肺、脾、胃、大肠经	降气，消痰，行水，止呕
白前	辛、苦，微温。归肺经	降气，消痰，止咳

清化热痰药		
药名	药性	功效
川贝母	苦、甘，微寒。归肺、心经	清热润肺，化痰止咳，散结消痈
浙贝母	苦，寒。归肺、心经	清热化痰止咳，解毒散结消痈
瓜蒌	甘、微苦，寒。归肺、胃、大肠经	清热涤痰，宽胸散结，润燥滑肠
前胡	苦、辛，微寒。归肺经	降气化痰，散风清热
桔梗	苦、辛，平。归肺经	宣肺，祛痰，利咽，排脓
胖大海	甘，寒。归肺、大肠经	清热润肺，利咽开音，润肠通便
止咳平喘药		
药名	药性	功效
苦杏仁	苦，微温；有小毒。归肺、大肠经	降气止咳平喘，润肠通便
紫苏子	辛，温。归肺、大肠经	降气化痰，止咳平喘，润肠通便
百部	甘、苦，微温。归肺经	清肺下气止咳，杀虫灭虱

止咳平喘药		
药名	药性	功效
紫菀	辛、苦，温。归肺经	润肺下气，化痰止咳
款冬花	辛、微苦，温。归肺经	润肺下气，止咳化痰
桑白皮	甘，寒。归肺经	泻肺平喘，利水消肿
葶苈子	苦、辛，大寒。归肺、膀胱经	泻肺平喘，行水消肿
白果	甘、苦、涩，平；有毒。归肺、肾经	敛肺定喘，收涩止带，缩尿

安神药

重镇安神药		
药名	药性	功效
龙骨	甘、涩，平。归心、肝、肾经	镇惊安神，平肝潜阳，收敛固涩

养心安神药		
药名	药性	功效
酸枣仁	甘、酸，平。归肝、胆、心经	养心补肝，宁心安神，敛汗，生津
柏子仁	甘，平。归心、肾、大肠经	养心安神，润肠通便，止汗
远志	苦、辛，温。归心、肾、肺经	安神益智，交通心肾，祛痰开窍，消散痈肿

平肝息风药

平抑肝阳药		
药名	药性	功效
石决明	咸，寒。归肝经	平肝潜阳，清肝明目
牡蛎	咸，微寒。归肝、胆、肾经	潜阳补阴，重镇安神，软坚散结，收敛固涩，制酸止痛
息风止痉药		
药名	药性	功效
钩藤	甘，凉。归肝、心包经	息风定惊，清热平肝
天麻	甘，平。归肝经	息风止痉，平抑肝阳，祛风通络

开窍药

药名	药性	功效
冰片	辛、苦，微寒。 归心、脾、肺经	开窍醒神，清热止痛
石菖蒲	辛、苦，温。 归心、胃经	开窍豁痰，醒神益智，化湿和胃

补虚药

补气药		
药名	药性	功效
党参	甘，平。 归脾、肺经	健脾益肺，养血生津
黄芪	甘，微温。 归脾、肺经	补气升阳，益卫固表，利水消肿，生津养血，行滞通痹，托毒排脓，敛疮生肌
白术	甘、苦，温。 归脾、胃经	健脾益气，燥湿利水，止汗，安胎

补气药		
药名	**药性**	**功效**
山药	甘，平。 归脾、肺、肾经	益气养阴，补脾肺肾， 涩精止带
白扁豆	甘，微温。 归脾、胃经	健脾化湿，和中消暑
甘草	甘，平。 归心、肺、脾、胃经	补益脾气，清热解毒， 祛痰止咳，缓急止痛， 调和诸药
补阳药		
药名	**药性**	**功效**
巴戟天	甘，辛，微温。 归肾、肝经	补肾阳，强筋骨，祛风湿
杜仲	甘，温。 归肝、肾经	补肝肾，强筋骨，安胎
续断	苦，辛，微温。 归肝、肾经	补肝肾，强筋骨， 续折伤，止崩漏
肉苁蓉	甘，咸，温。 归肾、大肠经	补肾阳，益精血， 润肠通便

补阳药		
药名	药性	功效
补骨脂	辛、苦，温。 归肾、脾经	补肾助阳，固精缩尿， 纳气平喘，温脾止泻； 外用消风祛斑
益智仁	辛、温。 归脾、肾经	暖肾固精缩尿，温脾止泻 摄唾
菟丝子	辛、甘，平。 归肝、肾、脾经	补益肝肾，固精缩尿， 安胎，明目，止泻； 外用消风祛斑
补血药		
药名	药性	功效
当归	甘、辛，温。 归肝、心、脾经	补血活血，调经止痛， 润肠通便
熟地黄	甘，微温。 归肝、肾经	补血滋阴，益精填髓
白芍	苦、酸，微寒。 归肝、脾经	养血调经，敛阴止汗， 柔肝止痛，平抑肝阳
阿胶	甘，平。 归肺、肝、肾经	补血，止血，滋阴润燥

补阴药		
药名	药性	功效
北沙参	甘，微苦，微寒。归肺、胃经	养阴清肺，益胃生津
南沙参	甘，微寒。归肺、胃经	养阴清肺，益胃生津，化痰，益气
百合	甘，微寒。归肺、心经	养阴润肺，清心安神
麦冬	甘、微苦，微寒。归心、肺、胃经	养阴润肺，益胃生津，清心除烦
天冬	甘、苦，寒。归肺、肾经	养阴润燥，清肺生津
石斛	甘，微寒。归胃、肾经	益胃生津，滋阴清热
玉竹	甘，微寒。归肺、胃经	养阴润燥，生津止渴
女贞子	甘、苦，凉。归肝、肾经	滋补肝肾，明目乌发

收涩药

固表止汗药		
药名	药性	功效
麻黄根	甘、涩、平。归心、肺经	固表止汗
浮小麦	甘、凉。归心经	固表止汗，益气，除热

敛肺涩肠药		
药名	药性	功效
五味子	酸、甘，温。归肺、心、肾经	收敛固涩，益气生津，补肾宁心
乌梅	酸、涩，平。归肝、脾、肺、大肠经	敛肺，涩肠，生津，安蛔
肉豆蔻	辛，温。归脾、胃、大肠经	温中行气，涩肠止泻

固精缩尿止带药		
药名	药性	功效
山茱萸	酸、涩，微温。归肝、肾经	补益肝肾，收涩固脱
覆盆子	甘、酸，温。归肝、肾、膀胱经	益肾固精缩尿，养肝明目

固精缩尿止带药		
药名	药性	功效
桑螵蛸	甘、咸，平。 归肝、肾经	固精缩尿，补肾助阳
海螵蛸	咸、涩，温。 归脾、肾经	收敛止血，涩精止带， 制酸止痛，收湿敛疮
莲子	甘、涩，平。 归脾、肾、心经	补脾止泻，止带， 益肾涩精，养心安神
芡实	甘、涩，平。 归脾、肾经	益肾固精，补脾止泻， 除湿止带

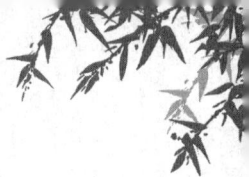

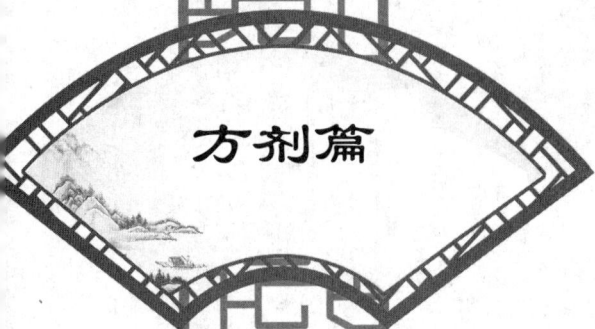

方剂篇

解表剂

辛温解表剂		
序号	方名	方歌
1	麻黄汤	麻黄汤中用桂枝，杏仁甘草四般施， 发热恶寒头项痛，伤寒服此汗淋漓
2	桂枝汤	桂枝汤治太阳风，芍药甘草姜枣同， 解肌发表调营卫，汗出恶风此方功
3	九味羌活汤	九味羌活用防风，细辛苍芷与川芎， 黄芩生地同甘草，三阳解表益姜葱
4	香苏散	香苏散内草陈皮，疏散风寒又理气， 外感风寒兼气滞，寒热无汗胸脘痞
5	小青龙汤	小青龙汤治水气，喘咳呕哕渴利慰， 姜桂麻黄芍药甘，细辛半夏兼五味
6	止嗽散	止嗽散中用白前，陈皮桔梗草荆添， 紫菀百部同蒸用，感冒咳嗽此方先
辛凉解表剂		
序号	方名	方歌
7	银翘散	银翘散主上焦医，竹叶荆牛薄荷豉， 甘桔芦根凉解法，风温初感此方宜
8	桑菊饮	桑菊饮中桔梗翘，杏仁甘草薄荷绕， 芦根为引轻清剂，热盛阳明入母膏

辛凉解表剂		
序号	方名	方歌
9	麻黄杏仁甘草石膏汤	仲景麻杏甘石汤，辛凉宣肺清热良，邪热壅肺咳喘急，有汗无汗均可尝

扶正解表剂		
序号	方名	方歌
10	败毒散	人参败毒茯苓草，枳桔柴前羌独芍，薄荷少许姜三片，时行感冒有奇功
11	再造散	再造散用参芪甘，桂附羌防芎芍参，细辛加枣煨姜煎，阳虚无汗法当谙

泻下剂

寒下剂		
序号	方名	方歌
12	承气汤方	大承气汤用芒硝，大黄枳实厚朴饶，去硝名曰小承气，调胃承气硝黄草

温下剂		
序号	方名	方歌
13	温脾汤	温脾参附与干姜，甘草当归硝大黄，寒热并行治寒积，脐腹绞结痛非常

方剂篇

润下剂		
序号	方名	方歌
14	济川煎	济川归膝肉苁蓉，泽泻升麻枳壳从， 肾虚津亏肠中燥，寓通于补法堪宗
15	麻子仁丸	麻子仁丸小承气，杏芍麻仁治便秘， 胃热津亏便难解，润肠通便脾约济
攻补兼施剂		
序号	方名	方歌
16	增液承气汤	增液承气参地冬，硝黄加入五药供， 热结阴亏大便秘，增水行舟肠腑通
逐水剂		
序号	方名	方歌
17	十枣汤	十枣逐水效甚夸，大戟甘遂与芫花， 悬饮内停胸胁痛，大腹肿满用无差

和解剂

和解少阳剂		
序号	方名	方歌
18	小柴胡汤	小柴胡汤和解功，半夏人参甘草从， 更用黄芩加姜枣，少阳百病此为宗
19	蒿芩清胆汤	俞氏蒿芩清胆汤，陈皮半夏竹茹襄， 赤苓枳壳兼碧玉，湿热轻宣此法良
调和肝脾剂		
序号	方名	方歌
20	四逆散	四逆散里用柴胡，芍药枳实甘草须， 此是阳邪成郁逆，敛阴泄热平剂扶
21	逍遥散	逍遥散用当归芍，柴苓术草加姜薄， 散郁除蒸功最奇，调经八味丹栀着
22	痛泻要方	痛泻要方陈皮芍，防风白术煎九酌， 补泻并用理肝脾，若作食伤医更错
调和寒热剂		
序号	方名	方歌
23	半夏泻心汤	半夏泻心黄连芩，干姜甘草与人参， 大枣和之治虚痞，法在降阳而和阴

表里双解剂		
序号	方名	方歌
24	大柴胡汤	大柴胡汤用大黄，枳实芩夏白芍将， 兼加姜枣表兼里，妙法内攻并外攘
25	葛根芩连汤	葛根黄芩黄连汤，再加甘草共煎尝， 邪陷阳明成热利，清里解表保安康

清热剂

清气分热剂		
序号	方名	方歌
26	白虎汤	白虎汤用石膏偎，知母甘草粳米陪， 亦有加入人参者，燥烦热渴舌生苔
27	竹叶石膏汤	竹叶石膏汤人参，麦冬半夏竹叶灵， 甘草生姜兼粳米，暑烦热渴脉虚寻
清营凉血剂		
序号	方名	方歌
28	清营汤	清营汤治热传营，脉数舌绛辨分明， 犀地银翘玄连竹，丹麦清热更护阴

清热解毒剂		
序号	方名	方歌
29	黄连解毒汤	黄连解毒汤四味，黄柏黄芩栀子备，躁狂大热呕不眠，吐衄斑黄均可使
30	普济消毒饮	普济消毒芩连鼠，玄参甘桔板蓝根，升柴马勃连翘陈，薄荷僵蚕为末咀，或加人参及大黄，大头天行力能御
31	凉膈散	凉膈硝黄栀子翘，黄芩甘草薄荷饶，竹叶蜜煎疗膈上，中焦燥实服之消
32	仙方活命饮	仙方活命金银花，防芷归陈草芍加，贝母花粉兼乳没，穿山角刺酒煎佳
清脏腑热剂		
序号	方名	方歌
33	导赤散	导赤生地与木通，草梢竹叶四般攻，口糜淋痛小肠火，引热同归小便中
34	龙胆泻肝汤	龙胆泻肝栀芩柴，生地车前泽泻偕，木通甘草当归合，肝经湿热力能排
35	左金丸	左金连茱六一丸，肝经火郁吐吞酸，再加白芍名戊己，热泄热痢服之安

清脏腑热剂		
序号	方名	方歌
36	泻白散	泻白桑皮地骨皮，甘草粳米四般宜，参茯知芩皆可入，肺热喘咳此方施
37	清胃散	清胃散用升麻连，当归生地牡丹全，或益石膏平胃热，口疮吐衄及牙宣
38	玉女煎	玉女煎中地膝兼，石膏知母麦冬全，阴虚胃火牙疼效，去膝地生温热痊
39	芍药汤	芍药芩连锦纹，桂甘槟木及归身，别名导气除甘桂，枳壳加之效若神
40	白头翁汤	白头翁汤治热痢，黄连黄柏佐秦皮，清热解毒并凉血，赤多白少脓血医
清虚热剂		
序号	方名	方歌
41	青蒿鳖甲汤	青蒿鳖甲地知丹，阴分热伏此方攀，夜热早凉无汗出，从里达表服之安
42	当归六黄汤	当归六黄治汗出，芪柏芩连生地熟，泻火固表复滋阴，加麻黄根功更异

祛暑剂

祛暑利湿剂		
序号	方名	方歌
43	六一散	六一散用滑石草，解肌行水兼清燥， 统治表里及三焦，热渴暑烦泻痢保， 益元碧玉与鸡苏，砂黛薄荷加之好
祛暑益气剂		
序号	方名	方歌
44	清暑益气汤	王氏清暑益气汤，西瓜翠衣荷梗裹， 知麦石斛西洋参，黄连竹叶草粳方

温里剂

温中祛寒剂		
序号	方名	方歌
45	理中丸	理中丸主理中乡，甘草人参术黑姜， 呕利腹痛阴寒盛，或加附子总扶阳
46	小建中汤	小建中汤芍药多，桂姜甘草大枣和， 更加饴糖补中藏，虚劳腹痛服之瘥
47	吴茱萸汤	吴茱萸汤人参枣，重用生姜温胃好， 阳明寒呕少阴利，厥阴头痛皆能保

回阳救逆剂		
序号	方名	方歌
48	四逆汤	四逆汤中姜附草，阳衰寒厥急煎尝，腹痛吐泻脉沉细，急投此方可回阳

温经散寒剂		
序号	方名	方歌
49	黄芪桂枝五物汤	黄芪桂枝五物汤，芍药大枣与生姜，益气温经和营卫，血痹风痛功效良
50	阳和汤	阳和汤法解寒凝，贴骨流注鹤膝风，熟地鹿胶姜炭桂，麻黄白芥甘草从

补益剂

补气剂		
序号	方名	方歌
51	四君子汤	四君子汤中和义，参术茯苓甘草比，益以夏陈名六君，祛痰补益气虚饵，除却半夏名异功，或加香砂胃寒使
52	参苓白术散	参苓白术扁豆陈，山药甘莲砂薏仁，桔梗上浮兼保肺，枣汤调服益脾神

补气剂		
序号	方名	方歌
53	补中益气汤	补中益气芪术陈，升柴参草当归身，虚劳内伤功独擅，亦治阳虚外感因
54	玉屏风散	玉屏风散用防风，黄芪相畏效相成，白术益气更实卫，表虚自汗服之应
55	生脉散	生脉麦味与人参，保肺清心治暑淫，气少汗多兼口渴，病危脉绝急煎斟

补血剂		
序号	方名	方歌
56	四物汤 八珍汤 十全大补汤	四物地芍与归芎，血家百病此方通，八珍合入四君子，气血双疗功独崇，再加黄芪与肉桂，十全大补方雄
57	归脾汤	归脾汤用术参芪，归草茯神远志随，酸枣木香龙眼肉，煎加姜枣益心脾，怔忡健忘俱可却，肠风崩漏总能医
58	当归补血汤	当归补血东垣笺，黄芪一两归二钱，血虚发热口烦渴，脉大而虚宜此煎

气血双补剂		
序号	方名	方歌
59	八珍汤	双补气血八珍汤，四君四物合成方， 煎加姜枣调营卫，气血亏虚服之康
60	炙甘草汤	炙甘草汤参姜桂，麦冬生地大麻仁， 大枣阿胶加酒服，虚劳肺痿效如神
补阴剂		
序号	方名	方歌
61	六味地黄丸 杞菊地黄丸 都气丸 麦味地黄丸	六味地黄益肾肝，黄薯丹泽地苓专。 阴虚火旺加知柏，养肝明目杞菊煎， 若加五味成都气，再入麦冬长寿丸
62	左归丸	左归丸用大熟地，枸杞黄肉薯牛膝， 龟鹿二胶菟丝入，补阴填精功效奇
63	大补阴丸	大补阴丸知黄柏，龟板知柏合成方， 猪髓蒸熟炼蜜丸，滋阴降火效力强
64	一贯煎	一贯煎中用地黄，沙参枸杞麦冬襄， 当归川楝水煎服，阴虚肝郁是妙方
65	益胃汤	益胃汤能养胃阴，冰糖玉竹与沙参， 麦冬生地同服，甘凉滋润生胃津
66	百合固金汤	百合固金二地黄，玄参贝母桔甘藏， 麦冬芍药当归配，喘咳痰血肺家伤

补阳剂		
序号	方名	方歌
67	肾气丸	《金匮》肾气治肾虚，熟地怀药及山萸，丹皮苓泽加桂附，引火归原热下趋
68	右归丸	右归丸中地附桂，山药茱萸菟丝归，杜仲鹿胶枸杞子，益火之源此方魁

阴阳并补剂		
序号	方名	方歌
69	地黄饮子	地黄饮子山茱斛，麦味菖蒲远志茯，苁蓉桂附巴戟天，少入薄荷姜枣服

固涩剂

固表止汗剂		
序号	方名	方歌
70	牡蛎散	牡蛎散内用黄芪，浮麦麻黄根最宜，自汗盗汗心液损，固表敛汗见效奇

敛肺止咳剂		
序号	方名	方歌
71	九仙散	九仙罂粟乌梅味，参胶桑皮款桔贝，敛肺止咳益气阴，久咳肺虚效堪慰

涩肠固脱剂		
序号	方名	方歌
72	真人养脏汤	真人养脏诃粟壳，肉蔻当归桂木香， 术芍参甘为涩剂，脱肛久痢早煎尝
73	四神丸	四神故纸吴茱萸，肉蔻五味四般须， 大枣百枚姜八两，五更肾泄最相宜
涩精止遗剂		
序号	方名	方歌
74	金锁固精丸	金锁固精芡莲须，龙骨蒺藜牡蛎需， 莲粉糊丸盐汤下，涩精秘气滑遗无
75	桑螵蛸散	桑螵蛸散治便数，参苓龙骨同龟壳， 菖蒲远志及当归，补肾宁心健忘觉
固崩止带剂		
序号	方名	方歌
76	固冲汤	固冲汤中芪术龙，牡蛎海蛸五倍同， 茜草山萸棕炭芍，益气止血治血崩
77	易黄汤	易黄山药与芡实，白果黄柏车前子， 固肾清热又祛湿，肾虚湿热带下医

安神剂

重镇安神剂		
序号	方名	方歌
78	朱砂安神丸	朱砂安神东垣方，归连甘草合地黄，怔忡不寐心烦乱，清热养阴可复康

补养安神剂		
序号	方名	方歌
79	天王补心丹	天王补心柏枣仁，二冬生地与归身，三参桔梗朱砂味，远志茯苓共养神
80	酸枣仁汤	酸枣仁汤治失眠，川芎知草茯苓煎，养血除烦清虚热，安然入睡梦乡甜
81	甘麦大枣汤	《金匮》甘麦大枣汤，妇人脏躁喜悲伤，精神恍惚常欲哭，养心安神效力彰

理气剂

	行气剂	
序号	方名	方歌
82	越鞠丸	越鞠丸治六般郁，气血痰火湿食因， 芎苍香附兼栀曲，气畅郁舒痛闷伸
83	柴胡疏肝散	柴胡疏肝芍川芎，枳壳陈皮草香附， 疏肝行气兼活血，胁肋疼痛皆能除
84	金铃子散	金铃子散止痛方，玄胡酒调效更强， 疏肝泄热行气血，心腹胸肋痛经良
85	瓜蒌薤白 白酒汤	瓜蒌薤白治胸痹，益以白酒温肺气， 加夏加朴枳桂枝，治法稍殊名亦异
86	半夏厚朴汤	半夏厚朴与紫苏，茯苓生姜共煎服， 痰凝气聚成梅核，降逆开郁气自舒
87	厚朴温中汤	厚朴温中陈草苓，干姜草蔻木香停， 煎服加姜治腹痛，虚寒胀满用皆灵
88	加味乌药汤	加味乌药汤砂仁，香附木香姜草伦， 配入延胡共七味，经前胀痛效堪珍
89	良附丸	良附丸用醋香附，良姜酒洗加盐服， 米饮姜汁同调下，心脘胁痛一齐除
90	天台乌药散	天台乌药木茴香，巴豆制楝青槟姜， 行气疏肝止疼痛，寒疝腹痛是方良

行气剂		
序号	方名	方歌
91	暖肝煎	暖肝煎中杞茯归，茴沉乌药和肉桂，下焦虚寒疝气痛，温补肝肾此方推

降气剂		
序号	方名	方歌
92	苏子降气汤	苏子降气半夏归，前胡桂朴草姜随，下虚上盛痰嗽喘，亦有加参贵合机
93	定喘汤	定喘白果与麻黄，款冬半夏白皮桑，苏杏黄芩兼甘草，外寒痰热喘哮尝
94	四磨汤	四磨亦治七情侵，人参乌药及槟沉，浓磨煎服调逆气，实者枳壳易人参
95	旋覆代赭汤	旋覆代赭用人参，半夏甘姜大枣临，重以镇逆咸软痞，痞硬噫气力能禁

理血剂

活血祛瘀剂		
序号	方名	方歌
96	桃核承气汤	桃核承气五般奇，甘草硝黄并桂枝，热结膀胱少腹胀，如狂蓄血最相宜

活血祛瘀剂		
序号	方名	方歌
97	血府逐瘀汤 会厌逐瘀汤 通窍活血汤 膈下逐瘀汤 少腹逐瘀汤 身痛逐瘀汤	血府当归生地桃，红花枳壳膝芎饶， 柴胡赤芍甘桔梗，血化下行不作痨。 会厌逐瘀是病源，桃红甘桔地归玄， 柴胡枳壳赤芍药，水呛血凝立可痊。 通窍全凭好麝香，桃红大枣老葱姜， 川芎黄酒赤芍药，表里通经第一方。 膈下逐瘀桃牡丹，赤芍乌药元胡甘， 归芎灵脂红花壳，香附开郁血亦安。 少腹逐瘀芎炮姜，元胡灵脂芍茴香， 蒲黄肉桂当没药，调经止痛是良方。 身痛逐瘀膝地龙，香附羌秦草归芎， 黄芪苍柏量加减，要紧五灵桃没红
98	补阳还五汤	补阳还五赤芍芎，归尾通经佐地龙， 四两黄芪为主药，血中瘀滞用桃红
99	复元活血汤	复元活血汤柴胡，花粉当归山甲人， 桃仁红花大黄草，损伤瘀血酒煎祛
100	温经汤	温经汤用桂萸芎，归芍丹桂姜夏冬， 参草阿胶调气血，暖宫祛瘀在温通
101	生化汤	生化汤是产后尝，归芎桃草酒炮姜， 恶露不行少腹痛，温养活血最见长

续表

活血祛瘀剂		
序号	方名	方歌
102	桂枝茯苓丸	《金匮》桂枝茯苓丸，芍药桃仁和牡丹， 等分为末蜜丸服，活血化瘀癥块散
103	失笑散	失笑灵脂蒲黄共，等量为散醋冲， 瘀滞心腹时作痛，祛瘀止痛有奇功
104	丹参饮	丹参饮中用檀香，砂仁合用成妙方， 血瘀气滞两相结，心胃诸痛用之良

止血剂		
序号	方名	方歌
105	十灰散	十灰散用十般灰，柏荷茅茜丹棕煨， 二蓟栀黄各炒黑，上部出血势能摧
106	咳血方	咳血方中诃子收，瓜蒌海粉山栀投， 青黛蜜丸口噙化，咳嗽痰血服之瘳
107	小蓟饮子	小蓟饮子藕蒲黄，木通滑石生地襄， 归草黑栀淡竹叶，血淋热结服之良
108	槐花散	槐花散用治肠风，侧柏黑荆枳壳充， 为末等分米饮下，宽肠凉血逐风动
109	黄土汤	黄土汤将远血医，胶芩地术附甘随， 温阳健脾能摄血，便血崩漏服之宜

治风剂

疏散外风剂		
序号	方名	方歌
110	川芎茶调散	川芎茶调散荆防，辛芷薄荷甘草羌，目昏鼻塞风攻上，正偏头痛悉能康
111	大秦艽汤	大秦艽汤羌独防，芎芷辛芩二地黄，石膏归芍苓甘术，风邪散见可通尝
112	消风散	消风散内有荆防，蝉蜕胡麻苦参苍，知膏蒡通归地草，风疹湿疹服之康
113	牵正散	牵正散是《杨家方》，全蝎僵蚕白附裹，服用少量热酒下，口眼㖞斜疗效彰
平熄内风剂		
序号	方名	方歌
114	羚角钩藤汤	俞氏羚角钩藤汤，桑叶菊花鲜地黄，芍草茯神川贝茹，凉肝增液定风方
115	镇肝熄风汤	张氏镇肝熄风汤，龙牡龟牛制亢阳，代赭天冬元芍草，茵陈川楝麦芽襄
116	天麻钩藤饮	天麻钩藤益母桑，栀芩清热决潜阳，杜仲牛膝益肾损，茯神夜交安眠良

治燥剂

轻宣外燥剂		
序号	方名	方歌
117	杏苏散	杏苏散内夏陈前，枳桔苓草姜枣研， 轻宣温润治凉燥，咳止痰化病自痊
118	桑杏汤	桑杏汤中象贝宜，沙参栀豉与梨皮， 身热咽干咳痰少，辛凉甘润燥能医
119	清燥救肺汤	清燥救肺参草杷，石膏胶杏麦胡麻， 经霜收下干桑叶，解郁滋干效堪夸
滋润内燥剂		
序号	方名	方歌
120	麦门冬汤	麦门冬汤用人参，枣草粳米半夏存， 肺痿咳逆因虚火，清养肺胃此方珍
121	养阴清肺汤	养阴清肺是妙方，玄参草芍冬地黄， 薄荷贝母丹皮入，时疫白喉急煎尝
122	增液汤	增液汤用玄地冬，无水舟停便不通， 或合硝黄作泻剂，补泄兼施妙不同

祛湿剂

化湿和胃剂		
序号	方名	方歌
123	平胃散 柴平汤 不换金正气散	平胃散是苍术朴，陈皮甘草四般药， 除湿散满祛瘴岚，调胃诸人从此扩。 若和小柴名柴平，煎加姜枣能除疟， 又不换金正气散，即是此方加夏藿
124	藿香正气散	藿香正气大腹苏，甘桔陈苓术朴俱， 夏曲白芷加姜枣，感伤岚瘴并能驱

清热祛湿剂		
序号	方名	方歌
125	茵陈蒿汤	茵陈蒿汤治疸黄，阴阳寒热细推详， 阳黄大黄栀子入，阴黄附子与干姜。 亦有不用茵陈者，加草柏皮栀子汤
126	八正散	八正木通与车前，萹蓄大黄滑石研， 草梢瞿麦兼栀子，煎加灯草痛淋蠲
127	三仁汤	三仁杏蔻薏苡仁，朴夏白通滑竹伦， 水用甘澜扬百遍，湿温初起法堪遵
128	连朴饮	连朴饮用香豆豉，菖蒲半夏焦山栀， 芦根厚朴黄连入，湿热霍乱此方施

利水渗湿剂		
序号	方名	方歌
129	五苓散	五苓散治太阳腑，白术泽泻猪茯苓，膀胱化气添官桂，利便消暑烦渴清
130	猪苓汤	猪苓汤用猪茯苓，泽泻滑石阿胶并，小便不利兼烦渴，利水养阴热亦平
131	防己黄芪汤	防己黄芪金匮方，白术甘草枣生姜，汗出恶风兼身肿，表虚湿盛服之康
132	五皮散	五皮散用五种皮，陈茯姜桑大腹奇，或用五加易桑白，脾虚腹胀此方司

温化湿寒剂		
序号	方名	方歌
133	苓桂术甘汤	苓桂术甘化饮剂，温阳化饮又健脾，饮邪上逆胸胁满，水饮下行悸眩去
134	真武汤	真武汤壮肾中阳，茯苓术芍附生姜，少阴腹痛有水气，悸眩腘惕保安康
135	实脾散	实脾苓术与木瓜，甘草木香大腹加，草果附姜兼厚朴，虚寒阴水效堪夸

祛湿化浊剂		
序号	方名	方歌
136	萆薢分清饮	萆薢分清石菖蒲，萆薢乌药益智俱，或益茯苓盐煎服，通心固肾浊精驱
137	完带汤	完带汤中用白术，山药人参白芍辅，苍术车前黑芥穗，陈皮甘草与柴胡

祛风胜湿剂		
序号	方名	方歌
138	独活寄生汤	独活寄生芃防辛，芎归地芍桂苓均， 杜仲牛膝人参草，冷风顽痹屈能伸

方剂篇

祛痰剂

燥湿化痰剂		
序号	方名	方歌
139	二陈汤	二陈汤用半夏陈，益以茯苓甘草成， 利气调中兼去湿，一切痰饮此方珍
140	温胆汤	温胆夏茹苓陈助，佐以茯草姜枣煮， 理气化痰利胆胃，胆郁痰扰诸症除
清热化痰剂		
序号	方名	方歌
141	清气化痰丸	清气化痰星夏橘，杏仁枳实瓜蒌仁， 芩苓姜汁糊为丸，气顺火消痰自失
142	小陷胸汤 大陷胸汤	小陷胸汤连夏蒌，宽胸开结涤痰周， 邪热大陷胸汤治，甘遂硝黄一泻柔

治风化痰剂		
序号	方名	方歌
143	半夏白术天麻汤	半夏白术天麻汤，苓草橘红大枣姜，眩晕头痛风痰盛，痰化风息复正常

消食剂

消食化滞剂		
序号	方名	方歌
144	保和丸	保和神曲与山楂，苓夏陈翘莱菔子加，曲糊为丸麦汤下，亦可方中用麦芽
145	枳实导滞丸	枳实导滞首大黄，苓连曲术茯苓襄，泽泻蒸饼糊丸服，湿热积滞力能攘
健脾消食剂		
序号	方名	方歌
146	健脾丸	健脾参术苓草陈，肉蔻香连合砂仁，楂肉山药曲麦炒，消补兼施不伤正

驱虫剂

序号	方名	方歌
147	乌梅丸	乌梅丸用细辛桂，人参附子椒姜继，黄连黄柏及当归，温脏安蛔寒厥剂

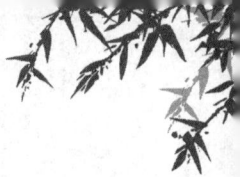

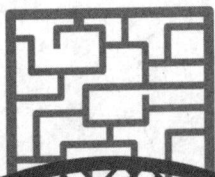

体格检查篇

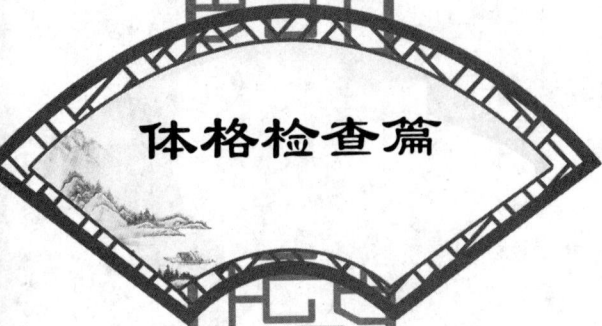

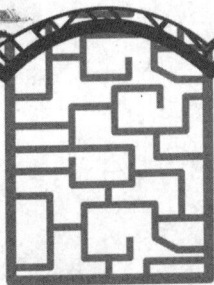

全身状态检查

（一）体温

腋下温度正常值为 36℃~37℃，口腔温度正常值为 36.3℃~37.2℃，以口腔温度为标准。低热为 37.3℃~38℃，中度发热为 38.1℃~39℃，高热为 39.1℃~41℃，超高热为 41℃以上。

（二）脉搏

安静状态下频率为 60~100 次/分。

（三）呼吸

成人呼吸频率为 12~20 次/分，成人呼吸频率超过 20 次/分，称为呼吸过速；低于 12 次/分，称为呼吸过缓。

（四）血压

正常血压：收缩压≤120mmHg，舒张压≤80mmHg。高血压：收缩压≥140mmHg，舒张压≥90mmHg。

淋巴结检查

（一）检查顺序

头颈部淋巴结检查顺序：耳前、耳后、乳突

区、枕骨下区、颌下、颏下、颈后三角、颈前三角、锁骨上窝。

上肢淋巴结检查顺序：腋窝、滑车上。

下肢淋巴结检查顺序：腹股沟、腘窝。

（二）操作

1. 检查左颌下淋巴结时，将左手置于患者头顶，使头微向左前倾斜，右手四指并拢，屈曲掌指及指间关节，沿下颌骨内缘向上滑动触摸。检查右侧时，两手换位，让患者向右前倾斜。

2. 检查颈部淋巴结时，医生站在患者背后，让患者的头向前倾，并稍向患者的一侧倾斜，然后用手指紧贴检查部位，由浅入深进行滑动触诊。

3. 检查锁骨上窝淋巴结时，医生面对患者，右手检查左锁骨上窝，左手检查右锁骨上窝。将食指与中指屈曲并拢，在锁骨上窝触诊，并深入锁骨后深部。

4. 检查右腋下淋巴结时，医生右手握患者右腕向上屈肘外展抬高约45°，左手指并拢，掌面贴近胸壁，向上逐渐达腋窝顶部，滑动触诊，然后依次触诊腋窝后壁、外侧壁、前壁。

检查腋窝后壁时，在腋窝后壁肌群仔细触摸。

触诊腋窝外侧壁时，将患者上臂下垂。

检查腋窝前壁时，在胸大肌深面仔细触摸。同法检查左腋下淋巴结。

滑车上淋巴结一般触不到，某些疾病发作时则变肿大。检查右侧滑车上淋巴结时，医生右手握住患者右手腕，抬至胸前，左手掌向上，小指抵在肱骨上髁，食指、中指、环指并拢在肱二头肌与肱三头肌沟中纵行、横行滑动触摸，以发现肿大之滑车上淋巴结。检查左侧时，医生左手握患者左手腕，右手触摸，方法同检查右侧。

9. 检查腹股沟淋巴结时，患者仰卧，医生用手指在腹股沟平行处进行触诊。

颈部检查

扁桃体肿大分为 3 度：Ⅰ度肿大时扁桃体不超过咽腭弓；Ⅱ度肿大时扁桃体超过咽腭弓；Ⅲ度肿大时扁桃体达到或超过咽后壁中线。

甲状腺触诊：患者取坐位，医生站在患者对面。检查峡部时，用拇指从胸骨上切迹向上触摸。

触摸甲状腺侧叶时，一手拇指施压于一侧甲状软骨，将气管推向对侧，另一手食指、中指在对侧胸锁乳突肌后缘向前推挤甲状腺侧叶，拇指在胸锁乳突肌前缘触诊。用同样方法检查另一叶甲状腺。

胸部检查

（一）肺部

1. 肺部触诊

（1）检查前胸时，患者取坐位或仰卧位。

（2）嘱患者深呼气后屏住呼吸，医生的左、右拇指展开在胸骨下端前正中线相遇，两手掌及其余四指分开紧贴两侧前胸下部，然后让患者做深吸气运动，医生的手即可感觉到患者胸廓呼吸运动的范围及两侧呼吸运动是否对称，亦可从拇指移开后距前正中线的距离来判断。

（3）检查背部时，患者取坐位，医生将两手掌面贴于肩胛下区对称部位，两手拇指在后正中线相遇，其余四指并拢紧贴在胸廓两侧，观察呼吸运动的范围及两侧呼吸运动是否对称。

2. 肺部叩诊

（1）患者取坐位或卧位，放松肌肉，呼吸均匀。

（2）叩诊自肺尖开始，自上而下，两侧对称部位要左右对比叩诊。

（3）先检查前胸部，叩诊自锁骨上窝开始，然后从第1肋间隙逐一肋间隙向下叩诊。

（4）检查腋部时，让患者将上臂置于头顶，从腋窝开始向下叩至肋缘。

（5）检查背部时，让患者头低垂，上身略向前倾，双手交叉抱肘，尽可能使肩胛骨移向外侧方。先叩得肺上界宽度，然后从肺尖开始，逐一肋间隙向下叩诊。

（6）叩诊力量要轻重适宜，如欲发现范围较小、位置较浅表的病变，可用轻叩法。反之，可用重叩法。

3. 肺部听诊

（1）患者取坐位或卧位，嘱患者微张口均匀呼吸，必要时可做较深的呼吸或咳嗽几声后立即听诊。

（2）听诊顺序一般由肺尖开始，自上而下，由前胸到侧胸和背部。听诊时要上下对比、左右对称部位对比。

（3）每个部位至少要听一个呼吸周期。

（二）心脏

（1）听诊顺序

听诊通常从心尖区开始，按"倒8字"顺序，即二尖瓣区→肺动脉瓣区→主动脉瓣区→主动脉瓣第二听诊区→三尖瓣区依次听诊。

（2）心脏瓣膜听诊区

二尖瓣区：位于第5肋间隙左锁骨中线内侧。

肺动脉瓣区：在胸骨左缘第2肋间隙。

主动脉瓣区：位于胸骨右缘第2肋间隙，主动脉瓣狭窄时的收缩期杂音在此区最响。

主动脉瓣第二听诊区：位于胸骨左缘第3、4肋间隙，主动脉瓣关闭不全时的舒张期杂音在此区最响。

三尖瓣区：在胸骨体下端近剑突偏右或偏左处。

腹部检查

（一）液波震颤

检查时患者仰卧，医生用手掌面贴于患者腹壁一侧，另一手并拢，屈曲的四指指端迅速叩击腹壁的另一侧。如腹腔内有大量游离液体（3000～4000mL）时，贴于腹壁的手掌就可感到液波的冲击。

（二）肝脏

1. 肝脏触诊

（1）检查时嘱患者取仰卧位，双腿稍屈曲，使腹壁松弛。

（2）医生位于患者右侧，将右手掌平放于患者右侧腹壁上，腕关节、掌指关节自然伸直，四指并拢，以食指前端桡侧或食指与中指前端桡侧指腹对准肋缘，在右侧腹直肌外缘上，自髂前上棘连线水平开始自下而上，逐渐向右季肋缘移动。

（3）嘱患者做慢而深的腹式呼吸运动，随患者深吸气，右手在继续施压中随腹壁隆起缓慢抬高，上抬的速度要慢于腹壁的隆起，并向季肋缘方向触探，以迎触下移的肝下缘。呼气时，腹壁松弛并下陷，触诊指端向腹深部按压，如肝脏肿大，则可触及肝下缘从手指端滑过。

2. 肝脏叩诊

（1）叩诊确定肝上、下界时，一般沿右锁骨中线、右腋中线和右肩胛线。

（2）由肺部往下叩向腹部，当清音转为浊音时，即为肝上界，此处相当于被肺覆盖的肝顶部，故又称肝相对浊音界。

（3）再往下轻叩，由浊音转为实音时，此处肝脏不被肺遮盖，直接贴近胸壁，称肝绝对浊音区。继续往下叩，由实音转为鼓音处，即为肝下界。

（三）胆囊触诊

医生将左手掌平放于患者右胸下部，先以左手拇指指腹用适度压力钩压患者右肋下部胆囊点处。患者感到疼痛，为胆囊触痛征阳性。同时嘱患者缓慢深吸气，胆囊下移时碰到用力按压的拇指引起疼痛而使患者突然屏气，即墨菲征阳性。

（四）脾脏

1. **脾脏触诊**　患者仰卧，双腿稍屈曲，医生左手绕过患者腹部前方，手掌置于患者左腰部第7~10肋处，将脾从后方向前托起。右手掌平放于上腹部，与肋弓垂直，以稍弯曲的手指末端轻压向腹部深处，随患者腹式呼吸运动，由下向上逐渐移近左肋弓，直到触及脾缘或左腹缘为止。

2. **脾脏叩诊**　采用轻叩法，在左腋中线自上而下进行叩诊。正常脾浊音区在该线上第9~11肋间，宽4~7cm，前方不超过腋前线。

（五）肾脏

1. **肾脏触诊**

（1）患者取仰卧位。

（2）触诊右肾时，患者双腿屈曲并做较深的腹式呼吸。医生位于患者右侧，将左手掌放在患者右后腰部向上托（触诊左肾时，左手绕过患者前方托住左后腰部），右手掌平放于被检侧季肋部，以微弯的手指前端桡侧指腹放在肋弓下方。

（3）随患者呼气，右手逐渐深压向后腹壁，与在后腰部向上托起的左手试图接近，双手夹触肾脏。如未触及肾脏，应让患者深吸气，此时随吸气下移的肾脏可能滑入双手之间被触知。

2. **肾脏叩诊**　主要检查肾脏有无叩击痛。患者取坐位或侧卧位，医生以左手掌平放于患者肾区（肋脊角处），右手半握拳用轻到中等力量叩击左手背。在肾炎、肾盂肾炎、肾结石时，肾区常有不同程度的叩击痛。

（六）膀胱

1. **膀胱触诊**　应在排尿后进行。嘱患者仰卧屈膝，医生位于患者左侧，用单手滑行触诊法，以右手自脐开始向耻骨方向触摸。正常膀胱空虚时不易触到。当膀胱充盈胀大超出耻骨上缘时，可在下腹部触及圆形具有压痛的弹性器官。

2. **膀胱叩诊**　叩诊在耻骨联合上方进行。膀胱空虚时，因小肠位于耻骨上方遮盖膀胱，故叩诊呈鼓音而叩不出膀胱的轮廓。

神经系统检查

（一）肌力检查

0级：无肢体活动，也无肌肉收缩。

1 级：可见肌肉收缩，但无肢体活动。

2 级：肢体能在床面上作水平移动，但不能抬起。

3 级：肢体能抬离床面，但不能抵抗阻力。

4 级：肢体能作抵抗阻力的动作，但较正常差。

5 级：正常肌力。

（二）肱二头肌反射

医生以左手托扶患者屈曲的肘部，将拇指置于肱二头肌肌腱上，右手用叩诊锤叩击左手拇指指甲。正常时出现肱二头肌收缩，前臂快速屈曲。

（三）肱三头肌反射

患者半屈肘关节，上臂稍外展，医生左手托扶患者肘部，右手用叩诊锤直接叩击尺骨鹰嘴上方的肱三头肌肌腱附着处，正常时肱三头肌收缩，出现前臂伸展。

（四）桡骨骨膜反射

医生左手托扶患者腕部，并使腕关节自然下垂，用叩诊锤轻叩桡骨茎突，正常时肱桡肌收缩，出现屈肘和前臂旋前。

（五）膝反射

坐位检查时，小腿完全松弛下垂；卧位检查时医生在其腘窝处托起下肢，使髋膝关节屈曲。用叩诊锤叩击髌骨下方之股四头肌腱，正常时出现小腿伸展。

（六）踝反射

患者仰卧，下肢外旋外展，髋、膝关节稍屈曲，医生左手将患者足部背伸成直角，右手用叩诊锤叩击跟腱。如卧位不能引出时，可嘱患者跪于床面上，双足自然下垂，轻叩跟腱，或俯卧位，屈膝90°，医生用左手按足趾，再叩击跟腱。正常为腓肠肌收缩，出现足向足跖面屈曲。

（七）霍夫曼征

医生用左手托住患者的腕部，用右手食指和中指夹持患者中指，稍向上提，使腕部处于轻度过伸位，用拇指快速弹刮患者中指指甲，如引起其余四指轻度掌屈反应为阳性。

（八）髌阵挛

患者仰卧，下肢伸直，医生用拇指与食指掐住髌骨上缘，用力向下快速推动数次，保持一定的推力。阳性反应为股四头肌节律性使髌骨上下运动。

（九）踝阵挛

患者仰卧，医生用左手托住腘窝，使髋、膝关节稍屈曲，右手紧贴患者脚掌，迅速用力使足背屈，并用手持续压住足底。阳性表现为该足呈有节律性持续的屈曲。

（十）巴宾斯基征

患者仰卧，髋、膝关节伸直，医生以左手持患者踝部，右手用叩诊锤柄部末端的钝尖部在足底外侧从后向前快速轻划至小趾跟部，再转向拇指侧。正常出现足趾向跖面屈曲，称巴宾斯基征阴性（也称跖反射）。如出现拇趾背伸，其余四趾呈扇形分开，称巴宾斯基征阳性。

（十一）奥本海姆征

医生用拇指和食指沿患者胫骨前缘用力由上而下滑压，阳性表现同巴宾斯基征。

（十二）戈登征

医生用手以适当的力量握腓肠肌，阳性表现同巴宾斯基征。

（十三）查多克征

医生用叩诊锤柄部末端钝尖部在患者外踝下方由后向前轻划至跖趾关节处止，阳性表现同巴宾斯基征。

（十四）颈强直

患者去枕仰卧，双下肢自然伸直，医生左手托患者枕部，右手置于患者胸前，做被动屈颈动作，正常时下颌可贴近前胸。如下颌不能贴近前胸且医生感到有抵抗感，患者颈后疼痛为阳性，部分老年人和肥胖者除外。

（十五）布鲁津斯基征

患者去枕仰卧，双下肢自然伸直，医生左手托患者枕部，右手置于患者胸前，使颈部前屈，如两膝关节和髋关节反射性屈曲为阳性。一侧下肢膝关节呈屈曲位，当医生使该侧下肢向腹部屈曲时，如对侧下肢也发生屈曲，亦为布鲁津斯基征阳性。

（十六）凯尔尼格征

患者去枕仰卧，一腿伸直，医生将另一下肢先屈髋、屈膝成直角，然后抬小腿伸直其膝部，正常人膝关节可伸达 135°以上，如小于 135°时出现抵抗且伴有疼痛及屈肌痉挛时为阳性。以同样的方法再检查另一侧。

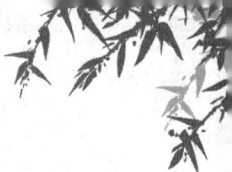

院外心肺
复苏篇

院外心肺复苏操作规范

（一）判断周围环境

评估现场环境是否安全，自身防护是否到位。

（二）评估患者

1. **判断患者的意识** 用双手重拍患者双肩，喊："你怎么了！快醒醒！"确认患者意识丧失，无应答，立即呼救，请旁人拨打120。

2. **判断呼吸、颈动脉搏动** 看患者胸部有无起伏；听有无呼吸音；感觉口鼻有无出气；用右手的中指和食指从气管正中环状软骨划向近侧颈动脉搏动处，判断5~10秒（1001……1002……1003……1004……）确认呼吸、脉搏停止。

（三）心肺复苏

1. **胸外心脏按压（C）** 松解衣物，暴露胸部，按压部位：两乳头连线中点（胸骨中下1/3交界处），用左手掌跟紧贴患者的胸部。两手重叠、手指相扣，左手五指翘起，双肘关节伸直。用上身重量垂直下压：按压30次（按压和放松时间1：1，按压频率 100~120 次/分，按压深度 5~6cm、对儿童及婴儿则至少胸部前后径的 1/3）。

2. **开放气道（A）**　患者置于仰卧位，判断呼吸道有无义齿、异物、分泌物，头偏向一侧，清理呼吸道、头复位，仰头抬颌法，开放气道。

3. **人工呼吸（B）**　口对口人工呼吸，吹气时捏住患者鼻子，呼气时松开、吹起见胸廓抬起即可，嘴包严患者的口部。每次送气 500~600mL，频率 10~12 次/分

4. **CPR 操作要点**　按压与人工通气比例为 30：2；持续进行 5 循环、2 分钟 CPR（心脏按压开始、送气结束），再次判断效果，时间不超过 10 秒。

（四）判断复苏是否有效

1. 可扪及颈动脉搏动；瞳孔由大缩小；口唇指甲由发绀变红润；自主呼吸恢复。

2. 结束后，整理患者，密切注意患者生命体征变化，直至救护车到达。

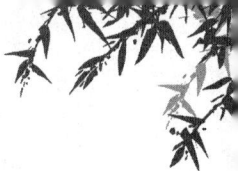

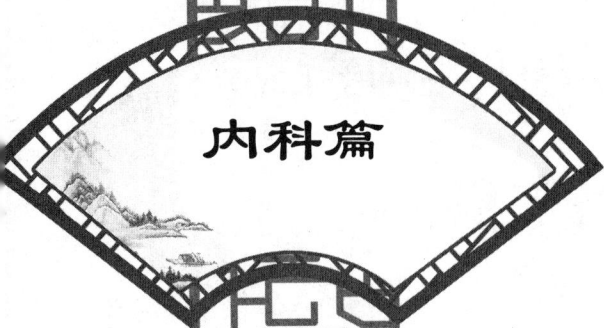

内科篇

呼吸系统疾病（中医部分）

咳　嗽

（一）概念

咳嗽是指肺失宣降，肺气上逆作声，咳吐痰液而言，为肺系疾病的主要证候之一。

（二）证治分类

外感咳嗽

1. **风寒袭肺**　治法：疏风散寒，宣肺止咳；方药：三拗汤合止嗽散。

2. **风热犯肺**　治法：疏风清热，宣肺止咳；方药：桑菊饮。

3. **风燥伤肺**　治法：疏风清肺，润燥止咳；方药：桑杏汤/杏苏散。

内伤咳嗽

1. **痰湿蕴肺**　治法：燥湿化痰，理气止咳；方药：二陈平胃散合三子养亲汤。

内科篇

2. 痰热郁肺　治法：清热肃肺，豁痰止咳；方药：清金化痰汤。

3. 肝火犯肺　治法：清肺泻肝，顺气降火；方药：黛蛤散合加减泻白散。

4. 肺阴亏耗　治法：滋阴润肺，化痰止咳；方药：沙参麦冬汤。

哮　病

（一）概念

哮病是一种发作性的痰鸣气喘疾患。发时喉中有哮鸣音，呼吸气促困难，甚则喘息不能平卧。

（二）证治分类

发作期

1. 冷哮　治法：宣肺散寒，化痰平喘；方药：射干麻黄汤/小青龙汤。

2. 热哮　治法：清热宣肺，化痰定喘；方药：定喘汤/越婢加半夏汤。

3. 寒包热哮　治法：解表散寒，清热化痰；方药：小青龙加石膏汤/厚朴麻黄汤。

4. **风痰哮**　治法：祛风涤痰，降气平喘；方药：三子养亲汤。

5. **虚哮**　治法：补肺纳肾，降气化痰；方药：平喘固本汤。

6. **喘脱危证**　治法：补肺纳肾，扶正固脱；方药：回阳急救汤合生脉饮。

缓解期

1. **肺脾气虚**　治法：健脾益气，补土生金；方药：六君子汤。

2. **肺肾两虚**　治法：补肺益肾；方药：生脉地黄汤合金水六君煎。

喘　证

（一）概念

喘证是以呼吸困难，甚至张口抬肩，鼻翼扇动，不能平卧为临床特征的一种病证。

（二）证治分类

实喘

1. **风寒壅肺**　治法：宣肺散寒；方药：麻黄

汤合华盖散。

2. **表寒肺热**　治法：解表清里，化痰平喘；方药：麻杏石甘汤。

3. **痰热郁肺**　治法：清热化痰，宣肺平喘；方药：桑白皮汤。

4. **痰浊阻肺**　治法：祛痰降逆，宣肺平喘；方药：二陈汤合三子养亲汤。

5. **肺气郁痹**　治法：开郁降气平喘；方药：五磨饮子。

虚喘

1. **肺气虚耗**　治法：补肺益气养阴；方药：生脉散合补肺汤。

2. **肾虚不纳**　治法：补肾纳气；方药：金匮肾气丸合参蛤散。

3. **正虚喘脱**　治法：扶阳固脱，镇摄肾气；方药：参附汤送服黑锡丹配合蛤蚧粉。

肺　胀

（一）概念

肺胀是多种慢性肺系疾患反复发作，迁延不愈，导致肺气胀满，不能敛降的一种病证。临床表现为胸部膨满，憋闷如塞，喘息上气，咳嗽痰多，烦躁，心悸，面色晦暗，或唇甲发绀，脘腹胀满，肢体浮肿等。其病程缠绵，时轻时重，经久难愈，严重者可出现神昏、痉厥、出血、喘脱等危重证候。

（二）证治分类

1. **痰浊壅肺**　治法：化痰降气，健脾益肺；方药：苏子降气汤合三子养亲汤。

2. **痰热郁肺**　治法：清肺化痰，降逆平喘；方药：越婢加半夏汤或桑白皮汤。

4. **阳虚水泛**　治法：温肾健脾，化饮利水；方药：真武汤合五苓散。

5. **肺肾气虚**　治法：补肺纳肾，降气平喘；方药：平喘固本汤合补肺汤。

呼吸系统疾病（西医部分）

急性支气管炎

（一）诊断依据

根据病史、咳嗽和咳痰等症状，两肺散在干、湿性啰音等体征，结合血象和 X 线胸片，可作出临床诊断。病毒和细菌检查有助于病因诊断。

（二）治疗方案

1. **对症治疗**　咳嗽、无痰或少痰，可用右美沙芬、喷托维林（咳必清）镇咳。咳嗽、有痰而不易咳出，可选用盐酸氨溴索、溴己新（必嗽平）、桃金娘油化痰，也可雾化祛痰。较常用的为兼顾止咳和化痰的复方甘草合剂，也可选用其他中成药止咳祛痰。发生支气管痉挛时可用平喘药如茶碱、β_2 受体激动剂、胆碱能阻滞剂等。发热可用解热镇痛药对症处理。

2. **抗生素治疗**　仅在有细菌感染证据时使用。可首选大环内酯类或青霉素药物，亦可选用头孢菌素类或喹诺酮类等药物。

3. **一般治疗**　多休息，多饮水，避免劳累。

慢性支气管炎

（一）诊断依据

咳嗽、咳痰或伴有喘息，每年发病持续 3 个月，连续两年或两年以上，并排除其他可以引起类似症状的慢性疾病。

（二）治疗方案

1. 急性加重期的治疗

（1）控制感染：一般多选用口服抗生素，病情严重时静脉给药。如果可培养出致病菌，可按药敏试验选用抗生素。

（2）镇咳祛痰：复方甘草合剂，或溴己新，或盐酸氨溴索。干咳为主用镇咳药物，如右美沙芬或其合剂。

（3）平喘：有气喘者加用支气管扩张剂，如氨茶碱，或茶碱控释剂；或 β_2 受体激动剂吸入。

2. 缓解期治疗

（1）戒烟，避免吸入有害气体和其他有害颗粒。

（2）增强体质，预防感冒。

（3）反复呼吸道感染者，可试用免疫调节剂或用中医中药调理；也可选择流感疫苗等。

慢性阻塞性肺疾病

（一）诊断依据

根据吸烟等高危因素史、临床症状和体征资料等，临床可以怀疑慢阻肺。

（二）治疗方案

1. 稳定期治疗

（1）教育与管理：戒烟，或脱离污染环境。

（2）支气管扩张剂。①β_2 肾上腺素受体激动剂：沙丁胺醇气雾剂，每次 100~200μg（1~2 喷），定量吸入，疗效持续 4~5 小时，每 24 小时不超过 8~12 喷。沙美特罗、福莫特罗等，每日仅需吸入两次。②抗胆碱能药物：异丙托溴铵气雾剂，定量吸入，起效较沙丁胺醇慢，持续 6~8 小时，每次 40~80μg，每天 3~4 次。噻托溴铵每次吸入 18μg，每日 1 次。③茶碱类药：茶碱缓释或控释片；氨茶碱。

（3）糖皮质激素。

（4）祛痰药。羧甲司坦、盐酸氨溴索。

（5）长期家庭氧疗（LTOT）。

2. 急性加重期治疗

（1）确定急性加重期的原因及病情严重程度，根据病情严重程度决定门诊或住院治疗。

（2）支气管扩张剂：药物同稳定期。严重喘息症状者加大剂量雾化吸入治疗，如沙丁胺醇500μg，或异丙托溴铵 500μg，或沙丁胺醇 1000μg 加异丙托溴铵 250~500μg。

（3）低流量吸氧。

（4）抗生素。

（5）糖皮质激素：口服泼尼松龙片 30~40mg/d，或静脉给予甲泼尼龙 40~80mg/d。连续 5~7 天。

支气管哮喘

（一）诊断依据

反复发作喘息、气急、胸闷或咳嗽，多与接触变应原、冷空气、物理化学刺激、病毒性上呼吸道感染、运动等有关。发作时在双肺可闻及散在或弥漫性、以呼气相为主的哮鸣音，呼气相延长。上述症状可经平喘药物治疗后缓解或自行缓解。

（二）治疗方案

1. 确定并减少危险因素接触

2. 药物治疗

（1）急性发作期治疗。①轻度：经定量吸入器（MDI）吸入抗胆碱药物（SAMA），在第1小时内每20分钟吸入1~2喷。随后轻度急性发作可调整为每3~4小时吸入1~2喷。②中度：吸入 SAMA，在第1小时内可持续雾化吸入。联合应用雾化吸入短效抗胆碱药、激素混悬液。③重度至危重度：持续雾化吸入 SAMA，联合雾化吸入短效抗胆碱药、激素混悬液及静脉注射茶碱类。吸氧。尽早静脉应用激素，待病情得到控制和缓解后改为口服给药。

（2）慢性持续期治疗：分级用药。

3. 免疫疗法

肺 炎

（一）诊断依据

典型症状与体征，结合胸部 X 线检查及病原菌检测。

（二）治疗方案

1. 肺炎链球菌肺炎

（1）抗菌药物治疗：首选青霉素，用药途径及剂量视病情轻重及有无并发症而定。对青霉素过敏者，或感染耐青霉素菌株者，用呼吸氟喹诺酮类、头孢曲松等药物，感染多药耐药（MDR）菌株者可用万古霉素、替考拉宁或利奈唑胺。

（2）支持疗法：卧床休息，补充足够蛋白质、热量及维生素。密切监测病情变化，防止休克。

（3）并发症处理：10%~20%SP肺炎伴发胸腔积液，应酌情取胸液检查及培养以确定其性质。治疗不当，约5%并发脓胸，应积极引流排脓。

2. 葡萄球菌肺炎

强调早期清除和引流原发病灶，选用敏感的抗生素，可参考细菌培养的药敏试验。

3. 支原体肺炎

大环内酯类抗生素为首选，如红霉素、罗红霉素、阿奇霉素。对大环内酯类不敏感者可选用呼吸氟喹诺酮类如左氧氟沙星、莫西沙星等，四环素类也用于支原体肺炎的治疗。疗程一般2~3周。

4. 病毒性肺炎

以对症为主，必要时氧疗。注意隔离消毒，预防交叉感染。常用奥司他韦。

5. 肺真菌病

对症治疗、基础病治疗、病原治疗。首选复方磺胺甲噁唑。

慢性肺源性心脏病

（一）诊断依据

1. **病史** 慢阻肺或慢支、肺气肿或其他胸肺疾病。

2. **体征** 肺动脉压增高、右心室增大或右心功能不全的体征，如颈静脉怒张、$P_2 > A_2$。剑突下心脏搏动增强、肝大压痛、肝颈静脉回流呈阳性、下肢水肿等。

3. **辅助检查** 心电图检查、X线检查、超声心动图检查有肺动脉增宽和右心增大、肥厚的征象，血气分析，血液化验。

（二）治疗方案

1. 肺心功能代偿期

此阶段可选用中西医结合的综合治疗措施。需要时可使用长期家庭氧疗及家庭无创呼吸机治疗。

2. 肺心功能失代偿期

（1）控制感染：感染者选择抗生素可参考慢支及慢阻肺。

（2）控制呼吸衰竭：可通过扩张支气管、祛痰等治疗改善通气功能。合理氧疗纠正缺氧。

（3）控制心力衰竭：①可使用氢氯噻嗪联用螺内酯利尿剂。②正性肌力药慎重运用。③血管扩张药应用少。

（4）防止并发症。

神经及精神系统疾病（中医部分）

头 痛

（一）概念

头痛是指因外感六淫、内伤杂病而引起的以头痛为主要表现的一类病证。

（二）证治分类

外感头痛

1. **风寒头痛** 治法：疏风散寒止痛；方药：川芎茶调散。

2. **风热头痛** 治法：疏风清热和络；方药：芎芷石膏汤。

3. **风湿头痛** 治法：祛风胜湿通窍；方药：羌活胜湿汤。

内伤头痛

1. **肝阳头痛** 治法：平肝潜阳息风；方药：天麻钩藤饮。

2. **血虚头痛** 治法：养血滋阴，和络止痛；方药：加味四物汤。

3. **痰浊头痛** 治法：健脾燥湿，化痰降逆；方药：半夏白术天麻汤。

4. **肾虚头痛** 治法：养阴补肾，填精生髓；方药：大补元煎。

5. **瘀血头痛** 治法：活血化瘀，通窍止痛；方药：通窍活血汤。

眩 晕

（一）概念

眩是指眼花或眼前发黑，晕是指头晕甚或感觉自身或外界景物旋转。二者常同时出见，故统称为眩晕。轻者闭目即止；重者如坐车船，旋转不定，不能站立，或伴有恶心、呕吐、汗出，甚则昏倒等症状。

（二）证治分类

1. **肝阳上亢**　治法：平肝潜阳，清火息风；方药：天麻钩藤饮。

2. **气血亏虚**　治法：补益气血，调养心脾；方药：归脾汤。

3. **肾精不足**　治法：滋养肝肾，益精填髓；方药：左归丸。

4. **痰湿中阻**　治法：化痰祛湿，健脾和胃；方药：半夏白术天麻汤。

5. **瘀血阻窍**　治法：祛瘀生新，活血通窍；方药：通窍活血汤。

中　风

（一）概念

中风是以猝然昏仆、不省人事、半身不遂、口舌㖞斜、语言不利为主症的病证。病轻者可无昏仆而仅见半身不遂及口眼㖞斜等症状。

（二）证治分类

中经络

1. **风痰入络**　治法：祛风化痰通络；方药：真方白丸子。

2. **风阳上扰**　治法：平肝潜阳，活血通络；方药：天麻钩藤饮。

3. **阴虚风动**　治法：滋阴潜阳，息风通络；方药：镇肝熄风汤。

中脏腑

1. **痰热腑实**　治法：通腑泄热，息风化痰；方药：桃仁承气汤。

2. **痰火郁闭**　治法：息风清火，豁痰开窍；方药：先用至宝丹或安宫牛黄丸，后服羚角钩藤汤。

3. 痰浊郁闭　治法：化痰息风，宣郁开窍；方药：急用苏合香丸，后服涤痰汤。

4. 脱证（阴竭阳亡）　治法：回阳救阴，益气固脱；方药：参附汤合生脉散。

恢复期

1. **风痰瘀阻**　治法：搜风化痰，行瘀通络；方药：解语丹。

2. **气虚络瘀**　治法：益气养血，化瘀通络；方药：补阳还五汤。

3. **肝肾亏虚**　治法：滋养肝肾；方药：地黄饮子合左归丸。

不　寐

（一）概念

不寐是以经常不能获得正常睡眠为特征的一类病证。主要表现为睡眠时间、深度不足以及不能消除疲劳、恢复体力与精力。轻者入睡困难，或寐而不酣，时寐时醒，或醒后不能再寐；重则彻夜不寐。

（二）证治分类

1. 肝火扰心 治法：疏肝泻火，镇心安神；方药：龙胆泻肝汤。

2. 痰热扰心 治法：清化痰热，和中安神；方药：黄连温胆汤。

3. 心脾两虚 治法：补益心脾，养血安神；方药：归脾汤。

4. 心肾不交 治法：滋阴降火，交通心肾；方药：六味地黄丸合交泰丸。

5. 心胆气虚 治法：益气镇惊，安神定志；方药：安神定志丸合酸枣仁汤。

神经及精神系统疾病（西医部分）

短暂性脑缺血发作（TIA）

（一）诊断依据

短暂性脑缺血发作（TIA）患者就诊时临床症状大多已消失，故诊断主要依靠病史。中老年人突然出现局限性神经功能缺失症状，如偏盲、局限性瘫痪、局限性感觉障碍、失语、共济失调、构音困难等，且符合颈内动脉系统与椎-基底动脉系统及其分支缺血的表现，并在短时间内症状完全缓解（多不超过 1 小时），应高度怀疑 TIA。颅脑 CT 和磁共振成像（MRI）正常或未显示责任病灶，在排除其他疾病后，可诊断为 TIA。

（二）治疗方案

1. 药物治疗

（1）抗血小板治疗：①阿司匹林。②氯吡格雷。③阿司匹林+缓释型双嘧达莫。

（2）抗凝治疗：①华法林。②新型口服抗凝剂达比加群。③肝素。

（3）扩容治疗：羟乙基淀粉。

（4）溶栓治疗。

（5）降纤药物：巴曲酶、安克洛酶、蚓激酶。

（6）中药治疗。

2. 控制危险因素 积极查找病因，尽早启动治疗方案。

3. 手术介入治疗 颈动脉内膜剥脱术（CEA），动脉血管成形术（PEA）。

脑梗死

（一）诊断依据

中老年人既往有高血压、糖尿病、心脏病等病史；急性起病，出现局灶神经功能缺损（一侧面部或肢体无力或麻木，语言障碍等），少数为全面神经功能缺损；症状或体征持续时间不限（当影像学显示有责任缺血性病灶时），或持续 24 小时以上（当缺乏影像学责任病灶时）；颅脑 CT 或 MRI 检查有助于确诊。

（二）治疗方案

1. 一般治疗

（1）保持呼吸道通畅：合并低氧血症患者应吸氧，气道功能严重障碍者气道支持（气管插管或切开）及机械通气。

（2）血压调整。

（3）血糖控制。

（4）降颅压治疗：甘露醇、呋塞米、10%白蛋白、甘油果糖。

（5）防治感染。

（6）防治消化道出血。

（7）营养支持：注意水、电解质及热量平衡。

（8）预防深静脉血栓形成和肺栓塞。

2. 特殊治疗

（1）溶栓治疗：重组组织型纤溶酶原激活剂（rt-PA）和尿激酶（UK）。

（2）抗血小板治疗：阿司匹林（溶栓患者在溶栓 24 小时后应用）。

（3）抗凝治疗：低分子肝素。

（4）降纤治疗：用于不适合溶栓并经过严格筛选的病例，尤适于高纤维蛋白原血症患者。常用巴曲酶。

（5）脑保护治疗：胞二磷胆碱。

（6）外科治疗：大面积脑梗死者，可行开颅减压术和部分脑组织切除术；颈动脉狭窄超过 70% 的患者可考虑颈动脉内膜切除术。

（7）康复治疗。

脑出血

（一）诊断依据

50 岁以上中老年患者，有长期高血压病史，在情绪激动或体力活动时突然发病，出现头痛、呕吐、意识障碍等症状，发病后血压明显增高，有偏瘫、失语等局灶性神经功能缺损的症状和体征，应高度怀疑脑出血，颅脑 CT 扫描见脑内高密度影可确诊。

（二）治疗方案

1. 内科治疗

（1）一般治疗：安静卧床；观察生命体征等变化；保持呼吸道通畅；保持营养和水、电解质平衡；可用冰帽降温。

（2）使用甘露醇、呋塞米、白蛋白、10%复方甘油注射液降低颅内压。

（3）控制血压。

（4）严重凝血障碍者注意止血治疗。

（5）防治并发症。

2. **外科治疗**　可使用开颅血肿清除术，锥孔穿刺血肿抽吸、立体定向血肿引流术、脑室引流术等。

3. **康复治疗**

蛛网膜下腔出血

（一）诊断依据

突发剧烈头痛伴呕吐，颈项强直等脑膜刺激征，伴或不伴意识模糊，反应迟钝，检查无局灶性神经体征，可高度提示蛛网膜下腔出血。如 CT 证实脑池和蛛网膜下腔高密度出血征象，腰穿压力明显增高和血性脑脊液，眼底检查玻璃体下片块状出血等，可临床确诊。血管造影（DSA）、磁共振血管成像（MRA）、计算机体层血管成像（CTA）等脑血管影像学检查有助于明确病因。

（二）治疗方案

1. **一般处理**　避免一切可能引起血压和颅压增高的诱因。

2. **降低颅压**　可使用甘露醇、呋塞米、白蛋白、10%复方甘油注射液。

3. **防治再出血**　6-氨基己酸。

4. **防治迟发性脑血管痉挛**　尼莫地平。

5. **手术治疗**　手术夹闭动脉瘤或介入栓塞动脉瘤。

肾系疾病（中医部分）

水　肿

（一）概念

水肿是体内水液潴留，泛滥肌肤，表现以头面、眼睑、四肢、腹背，甚则全身浮肿为特征的一类病证。

（二）证治分类

阳水

1. **风水相搏**　治法：疏风清热，宣肺行水；方药：越婢加术汤。

2. **湿毒浸淫**　治法：宣肺解毒，利湿消肿；方药：麻黄连翘赤小豆汤合五味消毒饮。

3. **水湿浸渍**　治法：运脾化湿，通阳利水；方药：五皮饮合胃苓汤。

4. **湿热壅盛**　治法：分利湿热；方药：疏凿饮子。

阴水

1. **脾阳虚衰**　治法：健脾温阳利水；方药：实脾饮。

2. **肾阳衰微**　治法：温肾助阳，化气行水；方药：济生肾气丸。

3. **瘀水互结**　治法：活血祛瘀，化气行水；方药：桃红四物汤合五苓散。

淋　证

（一）概念

淋证是指以小便频数短涩，淋沥刺痛，小腹拘急引痛为主症的病证。

（二）证治分类

1. **热淋**　治法：清热利湿通淋；方药：八正散。

2. **石淋** 治法：清热利湿，排石通淋；方药：石韦散。

3. **血淋** 治法：清热通淋，凉血止血；方药：小蓟饮子。

4. **气淋** 治法：理气疏导，通淋利尿；方药：沉香散。

5. **膏淋** 治法：清热利湿，分清泄浊；方药：程氏萆薢分清饮。

6. **劳淋** 治法：补脾益肾；方药：无比山药丸。

肾系疾病（西医部分）

尿路感染

（一）诊断依据

1. **症状** 表现为尿路刺激征、感染中毒症状、腰部不适等。

2. **尿液细菌学检查**

（1）涂片细菌检查：每个视野下可见 1 个或更

多细菌，提示尿路感染。

（2）细菌培养：真性菌尿（清洁中段尿细菌定量培养≥105/mL，如临床上无尿感症状，则要求做两次中段尿培养，细菌数均≥105/mL，且均为同一菌种，称为真性菌尿）确诊尿路感染。

3. **尿常规**　常浑浊，可有异味，可有白细胞尿、血尿、蛋白尿。尿沉渣镜检白细胞>5/HP，称为白细胞尿，对尿路感染诊断意义较大。

（二）治疗方案

1. **一般治疗**　急性期，注意休息，多饮水，勤排尿。发热者给予易消化、高热量、富含维生素饮食。膀胱刺激征和血尿明显者，可口服碳酸氢钠片。反复发作者积极寻找病因，及时去除诱发因素。

2. **抗感染治疗**

（1）急性膀胱炎：可使用呋喃妥因、磷霉素。

（2）肾盂肾炎：①病情轻者可门诊口服药物治疗，疗程10~14天。②严重感染全身中毒症状明显者需住院治疗，应静脉给药。经上述治疗若好转，可于热退后继续用药3天再改为口服抗生素，完成两周疗程。③慢性肾盂肾炎关键是积极寻找并去除易感因素。急性发作时治疗同急性肾盂肾炎。

3. 反复发作尿路感染

（1）再感染：有尿路感染症状，治疗方法与首次发作相同。对半年内发生两次及以上者，可用长期低剂量抑菌治疗，即每晚临睡前排尿后服用小剂量抗生素 1 次，每 7～10 天更换 1 次药物，连用半年。

（2）复发：在去除诱发因素的基础上，应按药敏选择强有力的抗生素，疗程不少于 6 周。反复发作者给予长期低剂量抑菌疗法。

4. 妊娠期尿路感染　可使用毒性小的抗菌药物，如阿莫西林、头孢菌素类等。

慢性肾小球肾炎

（一）诊断依据

患者尿化验异常（蛋白尿、血尿）、伴或不伴水肿及高血压病史达 3 个月以上，无论有无肾功能损害均应考虑此病，在除外继发性肾小球肾炎及遗传性肾小球肾炎后，临床上可诊断为慢性肾小球肾炎。

（二）治疗方案

1. 积极控制高血压和减少尿蛋白，首选药物血管紧张素转化酶抑制剂（ACEI）或血管紧张素受体阻滞药（ARB）类药物。

2. 限制食物中蛋白及磷的入量，优质低蛋白饮食 0.6~1.0g/kg·d。

3. 糖皮质激素和细胞毒药物。

4. 避免加重肾脏损害的因素，如感染、劳累、妊娠、肾毒性药物等。

循环系统疾病（中医部分）

心 悸

（一）概念

心悸是指患者自觉心中悸动，惊惕不安，甚则不能自主的一种病证。临床一般多呈发作性，每因情志波动或劳累过度而发作，且常伴胸闷、气短、失眠、健忘、眩晕、耳鸣等。时作时止，不发时如常人，病情较轻者为惊悸；若终日悸动，稍劳尤甚，全身情况差，病情较重者为怔忡。

（二）证治分类

1. **心虚胆怯**　治法：镇惊定志，养心安神；方药：安神定志丸。

2. **心血不足**　治法：补血养心，益气安神；方药：归脾汤。

3. **阴虚火旺**　治法：滋阴清火，养心安神；方药：天王补心丹合朱砂安神丸。

4. **心阳不振**　治法：温补心阳，安神定悸；方药：桂枝甘草龙骨牡蛎汤合参附汤。

5. **水饮凌心**　治法：振奋心阳，化气行水，宁心安神；方药：苓桂术甘汤。

6. **瘀阻心脉**　治法：活血化瘀，理气通络；方药：桃仁红花煎合桂枝甘草龙骨牡蛎汤。

7. **痰火扰心**　治法：清热化痰，宁心安神；方药：黄连温胆汤。

胸　痹

（一）概念

胸痹是指胸部闷痛，甚则胸痛彻背，喘息不得卧为主症的一种疾病。多见膻中或心前区憋闷疼痛，也可痛彻左肩背、咽喉、胃脘部、左上臂内侧等部位。轻者偶发短暂轻微的胸部沉闷或隐痛，或为发作性膻中或左胸含糊不清的不适感；重者疼痛剧烈，或呈压榨样绞痛。常伴有心悸，气短，呼吸不畅，甚至喘促，惊恐不安，面色苍白，冷汗自出等。

（二）证治分类

1. **心血瘀阻**　治法：活血化瘀，通脉止痛；方药：血府逐瘀汤。

2. **气滞心胸**　治法：疏肝理气，活血通络；方药：柴胡疏肝散。

3. **痰浊闭阻**　治法：通阳泄浊，豁痰宣痹；方药：瓜蒌薤白半夏汤合涤痰汤。

4. **寒凝心脉**　治法：辛温散寒，宣通心阳；方药：枳实薤白桂枝汤合当归四逆汤。

5. **气阴两虚**　治法：益气养阴，活血通脉；方药：生脉散合人参养荣汤。

6. **心肾阴虚**　治法：滋阴清火，养心和络；方药：天王补心丹合炙甘草汤。

7. **心肾阳虚**　治法：温补阳气，振奋心阳；方药：参附汤合右归饮。

循环系统疾病（西医部分）

稳定型心绞痛

（一）诊断依据

依据典型心绞痛的发作特点和体征，结合实验室检查及冠心病危险因素，除其他原因所致的心绞痛，一般即可诊断。心电图检查包括发作时、静息时、动态或运动负荷心电图有无特征性改变对诊断有重大意义。对运动负荷试验须排除假阳性或假阴性结果，必要时可做放射性核素心肌显像、冠脉CT造影三维重建或MRI、冠状动脉造影，以明确诊断。

（二）治疗方案

1. 发作时

（1）休息：立即停止活动。

（2）药物治疗：硝酸甘油 0.5mg，舌下含化或硝酸异山梨酯 5~10mg，舌下含化。

2. 缓解期

（1）改善症状，使用减轻缺血发作的药物。①硝酸酯制剂：硝酸异山梨酯、单硝酸异山梨酯。②β_2 受体阻滞剂：美托洛尔 25~50mg，每天两次。③钙通道阻滞剂：维拉帕米、硝苯地平、氨氯地平、地尔硫䓬等。目前推荐使用缓释、控释等长效制剂。④曲美他嗪。

（2）使用改善预后的药物。①抗血小板药物：环氧化酶、阿司匹林、吲哚布芬。②β_2 受体阻滞剂。③降低密度脂蛋白胆固醇（LDL-C）的药物。④血管紧张素转化酶抑制剂（ACEI）或血管紧张素受体阻滞药（ARB）。

3. 血管重建治疗

急性心肌梗死（AMI）

（一）诊断依据

根据典型的心电图改变及血清肌钙蛋白和心肌酶的改变，一般可确诊为 AMI。对老年患者突发严重心律失常、休克、心力衰竭而原因未明，或突发较重而持久的胸闷、胸痛，均应考虑本病，先按 AMI 处理，同时进行心电图、血清肌钙蛋白和心肌酶等的动态观察以明确诊断。对非 ST 段抬高性 AMI，实验室检查诊断意义更大。

（二）治疗方案

尽快恢复心肌血供，患者到达医院 30 分钟内开始溶栓或 90 分钟内开始介入治疗，挽救濒死心肌，缩小心肌缺血范围，防止梗死扩大。

1. 监护和一般治疗　①休息。②监测。③吸氧。④护理。⑤建立静脉通道。

2. 解除疼痛　①吗啡或哌替啶。②硝酸酯类药物。③β 受体拮抗剂。

3. 再灌注心肌治疗　经皮冠状动脉介入治疗

或溶栓疗法。

4. 抗血小板治疗

5. 抗凝治疗

消化系统疾病（中医部分）

胃 痛

（一）概念

胃痛又称胃脘痛，是以上腹胃脘部近心窝处疼痛为主症的病证。

（二）证治分类

1. **寒邪客胃** 治法：温胃散寒，行气止痛；方药：香苏散合良附丸加减。

2. **饮食伤胃** 治法：消食导滞，和胃止痛；方药：保和丸加减。

3. **肝气犯胃** 治法：疏肝解郁，理气止痛；方药：柴胡疏肝散加减。

4. **湿热中阻** 治法：清化湿热，理气和胃；

方药：清中汤加减。

5. 瘀血停胃　治法：化瘀通络，理气和胃；
方药：失笑散合丹参饮加减。

6. 胃阴亏耗　治法：养阴益胃，和中止痛；
方药：一贯煎合芍药甘草汤加减。

7. 脾胃虚寒　治法：温中健脾，和胃止痛；
方药：黄芪建中汤加减。

痞　满

（一）概念

痞满是指自觉心下痞塞，胸膈胀满，触之无形，按之柔软，压之无痛为主要症状的病证。

（二）证治分类

实痞

1. 饮食内停　治法：消食和胃，行气消痞；
方药：保和丸加减。

2. 痰湿中阻　治法：除湿化痰，理气和中；
方药：二陈平胃汤加减。

3. 湿热阻胃　治法：清热化湿，和胃消痞；

方药：泻心汤合连朴饮加减。

4. **肝胃不和**　治法：疏肝解郁，和胃消痞；
方药：越鞠丸合枳术丸加减。

虚痞

1. **脾胃虚弱**　治法：补气健脾，升清降浊；
方药：补中益气汤加减。

2. **胃阴不足**　治法：养阴益胃，调中消痞；
方药：益胃汤加减。

腹　痛

（一）概念

腹痛是指胃脘以下、耻骨毛际以上部位发生疼
痛为主症的病证。

（二）证治分类

1. **寒邪内阻**　治法：散寒温里，理气止痛；
方药：良附丸合正气天香散加减。

2. **湿热壅滞**　治法：泄热通腑，行气导滞；
方药：大承气汤加减。

3. **饮食积滞**　治法：消食导滞，理气止痛；

方药：枳实导滞丸加减。

4. **肝郁气滞**　治法：疏肝解郁，理气止痛；方药：柴胡疏肝散加减。

5. **瘀血内停**　治法：活血化瘀，和络止痛；方药：少腹逐瘀汤加减。

6. **中虚脏寒**　治法：温中补虚，缓急止痛；方药：小建中汤加减。

泄　泻

（一）概念

泄泻是指以排便次数增多，粪质稀溏或完谷不化，甚至泻出如水样为主症的病证。

（二）证治分类

暴泻

1. **寒湿内盛**　治法：芳香化湿，解表散寒；方药：藿香正气散加减。

2. **湿热伤中**　治法：清热燥湿，分利止泻；方药：葛根芩连汤加减。

3. **食滞肠胃**　治法：消食导滞，和中止泻；方药：保和丸加减。

久泻

1. **脾胃虚弱**　治法：健脾益气，化湿止泻；方药：参苓白术散加减。

2. **脾肾阳衰**　治法：温肾健脾，固涩止泻；方药：四神丸加减。

3. **肝气乘脾**　治法：抑肝扶脾；方药：痛泻要方加减。

便　秘

（一）概念

便秘是指粪便在肠内滞留过久，秘结不通，排便周期延长；或周期不长，但粪质干结，排出艰难；或粪质不硬，虽有便意，但便而不畅。

（二）证治分类

实秘

1. **热秘**　治法：泄热导滞，润肠通便；方药：麻子仁丸加减。

2. **气秘**　治法：顺气导滞；方药：六磨汤加减。

3. 冷秘 治法：温里散寒，通便止痛；方药：温脾汤合半硫丸加减。

虚秘

1. 气虚秘 治法：益气润肠；方药：黄芪汤加减。

2. 血虚秘 治法：养血润燥；方药：润肠丸加减。

3. 阴虚秘 治法：滋阴通便；方药：增液汤加减。

4. 阳虚秘 治法：温阳通便；方药：济川煎加减。

黄 疸

（一）概念

黄疸是以目黄、身黄、小便黄为主症的一种病证，其中以目睛黄染为本病的重要特征。

（二）证治分类

阳黄

1. 热重于湿 治法：清热通腑，利湿退黄；

方药：茵陈蒿汤加减。

2. **湿重于热**　治法：利湿化浊运脾，佐以清热；方药：茵陈五苓散合甘露消毒丹加减。

3. **胆腑郁热**　治法：疏肝泄热，利胆退黄；方药：大柴胡汤加减。

4. **疫毒炽盛（急黄）**　治法：清热解毒，凉血开窍；方药：《千金》犀角散加减。

阴黄

1. **寒湿阻遏**　治法：温中化湿，健脾和胃；方药：茵陈术附汤加减。

2. **脾虚湿滞**　治法：健脾养血，利湿退黄；方药：黄芪建中汤加减。

黄疸消退后的调治

1. **湿热留恋**　治法：清热利湿；方药：茵陈四苓散加减。

2. **肝脾不调**　治法：调和肝脾，理气助运；方药：柴胡疏肝散或归芍六君子汤加减。

3. **气滞血瘀**　治法：疏肝理气，活血化瘀；方药：逍遥散合鳖甲煎丸。

鼓 胀

（一）概念

鼓胀是指腹部胀大如鼓的一类病证，临床以腹大胀满、绷急如鼓、皮色苍黄、脉络显露为特征。

（二）证治分类

1. **气滞湿阻**　治法：疏肝理气，运脾利湿；方药：柴胡疏肝散合胃苓汤加减。

2. **水湿困脾**　治法：温中健脾，行气利水；方药：实脾饮加减。

2. **水热蕴结**　治法：清热利湿，攻下逐水；方药：中满分消丸合茵陈蒿汤加减。

4. **瘀结水留**　治法：活血化瘀，行气利水；方药：调营饮加减。

5. **阳虚水盛**　治法：温补脾肾，化气利水；方药：附子理苓汤或济生肾气丸加减。

6. **阴虚水停**　治法：滋肾柔肝，养阴利水；方药：六味地黄丸合一贯煎加减。

消化系统疾病（西医部分）

慢性胃炎

（一）诊断依据

以胃镜检查及活组织病理学检查为确诊依据。

（二）治疗方案

根除幽门螺杆菌（HP）的方法包括三联疗法和四联疗法。

消化性溃疡

（一）诊断依据

1. **年龄**　十二指肠溃疡（DU）多发于青年人，胃溃疡（GU）多发于中老年。

2. **症状**　慢性、周期性、节律性的中上腹疼痛，且疼痛因进食或抗酸药所缓解是诊断消化性溃疡的重要依据。

3. **检查** X 线钡餐检查发现龛影提示溃疡，胃镜检查是确诊依据。

（二）治疗方案

1. 抑制胃酸分泌

（1）H_2 受体拮抗剂有尼扎替丁、雷尼替丁、法莫替丁等。

（2）质子泵抑制剂（PPI）是治疗消化性溃疡的首选药物。

2. 根除 HP 治疗 常用四联疗法方案，如奥美拉唑、阿莫西林、甲硝唑、枸橼酸铋钾 4 种药物联合治疗。

3. 保护胃黏膜药物

（1）铋剂。

（2）弱碱性抗酸剂。

急性胰腺炎

（一）诊断依据

1. AP 相符合的腹痛，常于饱餐、饮酒或脂肪餐后突然发作，腹痛剧烈，呈绞痛、钻痛或刀割样，持续性疼痛伴阵发性加剧，可向腰背部呈束带状放射，弯腰抱膝位可稍减轻。腹痛多位于中上腹或左上腹，轻症者 3~5 天可缓解，重症者剧痛延续较长。

2. 血清淀粉酶和/或脂肪酶浓度至少高于正常上限值 3 倍。

3. 腹部影像学检查符合 AP 影像学改变。

临床上符合以上 3 项特征中的两项即可诊断 AP。

（二）治疗方案

1. 监护

2. 器官支持　①液体复苏。②呼吸功能支持治疗。③肠功能维护。④连续性血液净化。

3. 减少胰液分泌　①禁食。②生长抑素及其类似物。

4. 控制炎症等

上消化道大出血

（一）诊断依据

1. 呕血、黑便。

2. 失血性周围循环衰竭。

3. 呕吐物或黑便隐血试验呈强阳性。

4. 血红蛋白浓度、红细胞计数及红细胞比容下降。

（二）治疗方案

1. 一般急救措施

2. 积极补充血容量

3. 止血措施

①抑制胃酸分泌。②内镜治疗。③介入治疗。④手术治疗。

肝硬化

（一）诊断依据

肝硬化早期诊断较为困难，对于病毒性肝炎、长期饮酒者，必须严密随访观察，必要时做肝活检以早期诊断。肝功能失代偿期的肝硬化患者，有肝功能损害和门脉高压的临床表现，配合实验室和其他检查能确诊。

（二）治疗方案

1. 保护或改善肝功能

（1）去除或减轻病因。

（2）慎用损伤肝脏的药物。

（3）维护肠内营养。

（4）保护肝细胞。

2. 门静脉高压症状及其并发症治疗

（1）限制钠、水摄入。

（2）利尿。

（3）经颈静脉肝内门腔分流术。

（4）排放腹腔积液加输注清蛋白。

3. 肝性脑病

（1）及早识别去除肝性脑病（HE）发作的诱因。

（2）营养支持治疗。

（3）促进体内氨的代谢。

（4）调节神经递质。

（5）阻断门-体分流。

4. 其他并发症治疗

（1）胆结石。

（2）感染。

（3）门静脉血栓。

5. 手术

血液系统疾病（中医部分）

血 证

（一）概念

凡血液不循常道，或上溢于口鼻诸窍，或下泄于前后二阴，或渗出于肌肤所形成的一类出血性疾患，统称为血证。西医学中多种急慢性疾病所引起的出血，包括多系统疾病有出血症状者，以及造血系统病变所引起的出血性疾病，均可参考本节辨证论治。

（二）证治分类

鼻衄

1. **热邪犯肺**　治法：清泄肺热，凉血止血；方药：桑菊饮。

2. **胃热炽盛**　治法：清胃泻火，凉血止血；方药：玉女煎。

3. **肝火上炎**　治法：清肝泻火，凉血止血；方药：龙胆泻肝汤。

4. 气血亏虚　治法：补气摄血；方药：归脾汤。

齿衄

1. **胃火炽盛**　治法：清胃泻火，凉血止血；方药：加味清胃散合泻心汤。

2. **阴虚火旺**　治法：滋阴降火，凉血止血；方药：六味地黄丸合茜根散。

咳血

1. **燥热伤肺**　治法：清热润肺，宁络止血；方药：桑杏汤。

2. **肝火犯肺** 治法：清肝泻火，凉血止血；方药：泻白散合黛蛤散。

3. **阴虚肺热** 治法：滋阴润肺，宁络止血；方药：百合固金汤。

吐血

1. **胃热壅盛** 治法：清胃泻火，化瘀止血；方药：泻心汤合十灰散。

2. **肝火犯胃** 治法：泻肝清胃，凉血止血；方药：龙胆泻肝汤。

3. **气虚血溢** 治法：健脾益气摄血；方药：归脾汤。

便血

1. **肠道湿热** 治法：清化湿热，凉血止血；方药：地榆散或槐角丸。

2. **气虚不摄** 治法：益气摄血；方药：归脾汤。

3. **脾胃虚寒** 治法：健脾温中，养血止血；方药：黄土汤。

尿血

1. **下焦湿热**　治法：清热利湿，凉血止血；方药：小蓟饮子。

2. **肾虚火旺**　治法：滋阴降火，凉血止血；方药：知柏地黄丸。

3. **脾不统血**　治法：补中健脾，益气摄血；方药：归脾汤。

4. **肾气不固**　治法：补益肾气，固摄止血；方药：无比山药丸。

紫斑

1. **血热妄行**　治法：清热解毒，凉血止血；方药：十灰散。

2. **阴虚火旺**　治法：滋阴降火，宁络止血；方药：茜根散。

3. **气不摄血**　治法：补气摄血；方药：归脾汤。

血液系统疾病（西医部分）

缺铁性贫血

（一）诊断依据

缺铁性贫血包括缺铁的诊断和缺铁病因的诊断。依据如下：有明确的缺铁病因和临床表现；小细胞低色素性贫血；血清铁等铁代谢测定及原卟啉（FEP）测定异常；骨髓铁染色阴性。上述实验指标中以骨髓可染铁及血清铁蛋白测定最有诊断意义，另外铁剂治疗试验也是确定本病的方法之一。缺铁性贫血患者服用铁剂后，短期内网织红细胞计数明显升高，随后血红蛋白上升。如果患者同时存在慢性疾病，或胃肠吸收障碍，此种治疗反应不明显。

（二）治疗方案

1. **病因治疗** 尽可能明确病因，针对病因治疗。

2. **铁剂治疗** 治疗性铁剂有无机铁和有机铁两类。

再生障碍性贫血

（一）诊断依据

1. 全血细胞减少，网织红细胞绝对值减少。

2. 一般无肝、脾大。

3. 骨髓多部位增生减低或重度减低，如增生活跃，须有巨核细胞明显减少，骨髓小粒成分中应见非造血细胞增多，有条件者应做骨髓活检。

4. 除外引起全血细胞减少的其他疾病，如阵发性睡眠性血红蛋白尿症（PNH）、范可尼贫血（Fanconi anemia）、伊文氏综合征（Evans syndrome）、免疫性全血细胞减少症等。

5. 一般抗贫血药物治疗无效。

（二）治疗方案

1. **免疫抑制治疗** 抗淋巴（ALG）/胸腺（ATG）细胞球蛋白。

2. 促造血治疗。

血栓性血小板减少性紫癜

（一）诊断依据

血栓性血小板减少性紫癜以五联征表现作为依据。

（二）治疗方案

1. 血浆置换和输注新鲜冷冻血浆。
2. 糖皮质激素、大剂量静脉免疫球蛋白等。

内分泌及代谢疾病

消　渴

（一）概念

消渴是以多尿、多饮、多食、乏力、消瘦，或尿有甜味为典型临床表现的一种疾病。与西医学的糖尿病基本一致。

（二）证治分类

上消

1. **肺热津伤**　治法：清热润肺，生津止渴；方药：消渴方。

中消

1. **胃热炽盛**　治法：清胃泻火，养阴增液；方药：玉女煎。

2. **气阴亏虚**　治法：益气健脾，生津止渴；方药：七味白术散。

下消

1. **肾阴亏虚**　治法：滋阴补肾，润燥止渴；方药：六味地黄丸。

2. **阴阳两虚**　治法：滋阴温阳，补肾固涩；方药：金匮肾气丸。

糖尿病

（一）诊断依据

空腹血糖（FPG）≥7.0mmol/L 或葡萄糖耐量餐后 2 小时血糖（OGTT2hPG）≥11.1mmol/L 或典

型糖尿病症状（多食、多尿、多饮、体重下降）加随机血糖≥11.1mmol/L。

对于无症状、仅一次血糖高者，必须在另一天复查核实后确诊。

（二）治疗方案

1. 口服降糖药物治疗

（1）双胍类

二甲双胍是 T2DM 患者一线治疗用药。

（2）磺脲类

主要有格列本脲、格列吡嗪、格列齐特、格列喹酮等。

（3）α-葡萄糖苷酶抑制剂。

（4）噻唑烷二酮类。

（5）T 细胞表面抗原（DPP4）抑制剂。

（6）钠-葡萄糖协同转运蛋白 2（SGLT-2）抑制剂。

2. 注射制剂

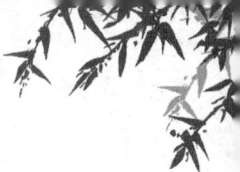
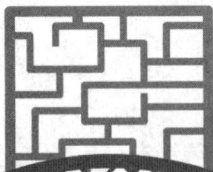
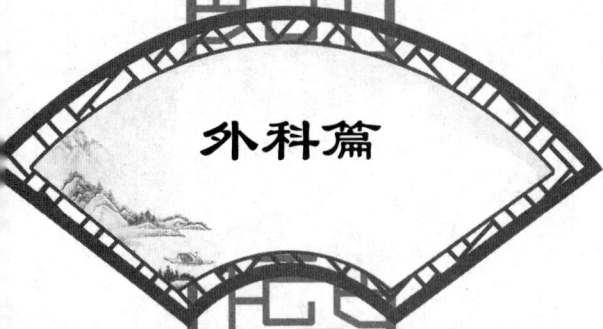

外科篇

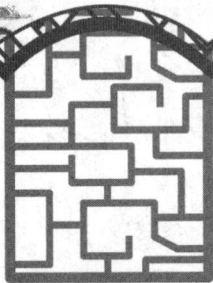

乳腺疾病

乳痈(急性化脓性乳腺炎)

(一)概念

乳痈是发生在乳房部位最常见的急性化脓性疾病，以乳房结块、红肿热痛、溃后脓出稠厚、伴恶寒发热等全身症状为主要表现。好发于产后1个月以内的哺乳妇女，尤以初产妇为多见。

(二)诊断依据

1. **临床表现** 初起乳房局部肿胀疼痛，乳汁排出不畅，或有结块。成脓期乳房结块逐渐增大，疼痛加重，或焮红灼热，同侧腋窝淋巴结肿大压痛，7~10天成脓。

2. **辅助检查** 血常规、C反应蛋白（CRP）、脓液培养有助于明确病情，B超检查有助于确定脓肿形成与否和脓肿的位置、数目和范围。

(三)辨证论治

1. **肝胃郁热** 治法：疏肝清胃，通乳消肿；方药：瓜蒌牛蒡汤加减。

2. **热毒炽盛** 治法：清热解毒，托里透脓；方药：五味消毒饮合透脓散加减。

3. **正虚邪滞** 治法：益气和营，托毒生肌；方药：托里消毒散加减。

4. **气血凝滞** 治法：疏肝活血，温阳散结；方药：四逆散加鹿角片、桃仁、丹参等。

（四）外治疗法

1. **初起** 手法按摩，药物外敷。

2. **成脓** 切开排脓，脓肿在乳房部做放射状切口或循皮纹切开；乳晕部脓肿宜在乳晕旁做弧形切口；乳房后位脓肿宜在乳房下方皱褶部做弧形切口。

3. **溃后** 引流。

乳癖（乳腺增生病）

（一）概念

乳癖是乳腺组织的既非炎症也非肿瘤的良性增生性疾病。表现为单侧或双侧乳房疼痛并出现肿块，乳痛和肿块与月经周期及情志变化密切相关。

乳房肿块大小不等、形态不一、边界不清、质地不硬、活动度好。好发于 25~45 岁中青年妇女。

（二）诊断依据

1. 临床表现　乳房疼痛以胀痛为主，可有刺痛或牵拉痛，疼痛常在月经前加剧，经后疼痛减轻，或疼痛随情绪波动而变化。乳痛主要以乳房肿块处为甚，常涉及胸胁部或肩背部。乳房肿块可发生于单侧或双侧，质地中等或硬韧，表面光滑或呈颗粒状，活动度好，大多伴有压痛，大小不一。

2. 辅助检查　乳房超声检查，钼靶 X 线摄片，对于肿块较硬或较大者可考虑做组织病理学检查。

（三）辨证论治

1. 肝郁痰凝　治法：疏肝解郁，化痰散结；方药：逍遥蒌贝散加减。

2. 冲任失调　治法：调摄冲任，和营散结；方药：二仙汤合四物汤加减。

（四）外治疗法

1. 非手术治疗　药物外敷，针灸疗法，按摩疗法。

2. **手术治疗** 遇到个别与乳腺癌不易鉴别的乳腺结节，亦可采用手术切除，送病理学检查明确诊断。

（五）西药治疗

可采用激素类药物、碘制剂及三苯氧胺以缓解疼痛。维生素 A、B_6、E 也可作为辅助用药。

乳岩（乳腺癌）

（一）概念

乳岩是指发生在乳房部的恶性肿瘤。以乳腺癌为主，表现为乳房肿块质地坚硬，凹凸不平，边界不清，推之不移，按之不痛，或乳头溢血，晚期可见溃烂凸如菜花或泛莲。

（二）诊断依据

1. **一般类型乳腺癌临床表现** 乳房内触及无痛肿块，边界不清，质地坚硬，表面不光滑，不易推动，皮肤呈现酒窝征，偶伴乳头血性或水样溢液。后期疼痛、皮肤呈橘皮样改变，乳头内缩或抬高。晚期乳房肿块溃烂，中央凹陷。

2. **辅助检查** 超声检查、钼靶 X 线摄片、磁共振。

（三）辨证论治

1. **肝郁痰凝** 治法：疏肝解郁，化痰散结；方药：神效瓜蒌散合开郁散加减。

2. **冲任失调** 治法：调摄冲任，理气散结；方药：二仙汤合开郁散加减。

3. **正虚毒盛** 治法：调补气血，清热解毒；方药：八珍汤加减。

4. **气血两亏** 治法：补益气血，宁心安神；方药：人参养荣汤加减。

5. **脾虚胃弱** 治法：健脾和胃；方药：参苓白术散或理中汤加减。

（四）外治疗法

膏药外敷，适用于有手术禁忌，或有远处转移，不适宜手术的患者。

（五）西医治疗

1. **手术治疗、化疗、放疗。**

2. **内分泌治疗和靶向治疗。**

甲状腺疾病

瘿痈（亚急性甲状腺炎）

（一）概念

瘿痈是指结喉处突然出现肿块并伴有疼痛的疾病，表现为结喉处结块、肿胀、疼痛，伴有发热，起病急骤。

（二）诊断依据

1. **临床表现** 发病年龄多在 30~50 岁，发病前常有感冒、咽痛病史。颈结喉处突然出现肿胀疼痛，牵引至同侧头部，耳后枕部，活动或吞咽时加重，皮色不变，质地坚硬，压痛明显。伴口干咽痛，发热以午后为甚。

2. **辅助检查** 初期血清 T_3/T_4 值升高，甲状腺吸碘率降低，血沉增快；白细胞总数及中性粒细胞比例正常或增高；甲状腺超声有助于诊断；后期可出现短暂性甲减。

（三）辨证论治

1. **风热痰凝** 治法：疏风清热，化痰散结；方药：牛蒡解肌汤加减。

2. **肝郁内热** 治法：疏肝清热，佐以养阴；方药：柴胡清肝汤加减。

3. **气虚阳虚** 治法：益气温阳，健脾化痰；方药：阳和汤。

（四）西医治疗

主要采用类固醇药物和甲状腺制剂。

肛肠疾病

痔

（一）概念

痔是直肠末端黏膜下和肛管皮肤下的静脉丛发生扩大、曲张所形成的柔软静脉团，表现为便血、脱出、肿痛，男女老幼皆可发病。

（二）诊断依据

根据痔的典型症状、直肠指检和肛门镜检查诊断。

内痔的分期：

1. **Ⅰ期内痔** 痔核较小，不脱出，便血为主。

2. **Ⅱ期内痔** 痔核较大，大便时可脱出肛外，便后自行回纳，便血或多或少。

3. **Ⅲ期内痔** 痔核更大，大便时痔核脱出肛外，甚至行走、咳嗽时脱出，不能自行回纳，须用手推回，或平卧、热敷后才能回纳；便血不多或不出血。

4. **Ⅳ期内痔** 痔核脱出，不能及时回纳，嵌顿于外，因充血、水肿和血栓形成，以致肿痛、糜烂和坏死，即嵌顿性内痔。

（三）辨证论治

内痔生于肛门齿线以上，直肠末端黏膜下的静脉丛扩大、曲张所形成的柔软静脉团。表现为便血、痔核脱出及肛门不适感。

1. **风伤肠络** 治法：清热凉血祛风；方药：凉血地黄汤加减。

2. **湿热下注** 治法：清热利湿止血；方药：脏连丸加减。

3. **气滞血瘀** 治法：清热利湿，祛风活血；方药：止痛如神汤加减。

4. **脾虚气陷** 治法：补中益气；方药：补中益气汤加减。

外痔生于肛管齿状线以下，表现为自觉肛门坠胀、疼痛，有异物感，可分为炎性外痔、血栓性外痔、结缔组织性外痔、静脉曲张性外痔 4 种。

1. **炎性外痔，湿热蕴结** 治法：清热、祛风、利湿；方药：止痛如神汤加减。

2. **血栓性外痔，血热瘀阻** 治法：清热凉血，消肿止痛；方药：凉血地黄汤加减。

3. **静脉曲张性外痔，湿热下注** 治法：清热利湿，活血散瘀；方药：萆薢化毒汤合活血散瘀汤加减。

混合痔为内、外痔静脉丛曲张，相互沟通吻合，使内痔部分和外痔部分形成一整体，表现为内痔、外痔双重症状，治疗参考内、外痔。

（四）外治疗法

熏洗法、外敷法、塞药法、挑治法、枯痔法。

（五）西医治疗

处于静止，无症状的痔，只需注意饮食，保持大便通畅，预防出现并发症。

1. **栓剂** 适用于痔初期，保持大便通畅，便后热水坐浴，肛门内可用栓剂。

2. **硬化剂注射疗法** 适用于Ⅰ期、Ⅱ期内痔。

3. **冷冻疗法** 适用于痔出血不止、术后复发或不宜手术的痔。

4. **枯痔疗法** 适用于内痔出血或脱出痔。

5. **红外线凝固** 适用于Ⅰ期、Ⅱ期小型内痔。

6. **手术疗法** 适用于痔脱出较重或混合痔环状脱垂，以及结缔组织性外痔。常用方法有结扎法、胶圈套扎法、痔切除术、痔环状切除术。

肛 裂

（一）**概念**

肛裂是指肛管皮肤全层裂开并形成感染性溃疡，表现为肛门周期性疼痛、出血、便秘。

（二）**诊断依据**

1. **临床表现** 便时疼痛，呈阵发性刀割样疼痛或灼痛，排便后数分钟到十余分钟内疼痛可减轻或消失，称为疼痛间歇期。随后又因括约肌持续性痉挛而剧烈疼痛，多持续数小时。便后滴血。患者常有习惯性便秘。

2. **专科检查** 肛门视诊可见肛管有纵行裂口或纵行梭形溃疡，常伴有赘皮外痔、肛乳头肥大等。肛门指诊和肛镜检查会引起患者剧烈疼痛，必要时在局部麻醉下进行。

（三）辨证论治

1. **血热肠燥** 治法：清热润肠通便；方药：凉血地黄汤合脾约麻仁丸加减。

2. **阴虚津亏** 治法：养阴清热润肠；方药：润肠汤加减。

3. **气滞血瘀** 治法：理气活血，润肠通便；方药：六磨汤加减。

（四）外治疗法

熏洗法、外敷法、封闭法。

（五）西医治疗

新鲜肛裂经非手术治疗可达愈合，如热水坐浴，溃疡面涂抹消炎止痛软膏，疼痛剧烈者可用普鲁卡因局部封闭或保留灌肠。陈旧性肛裂经上述治疗无效，可手术切除。

瘤

筋瘤（下肢静脉曲张）

（一）概念

筋瘤是以筋脉色紫，盘曲突起，状如蚯蚓，形成团块为主要表现的浅表静脉病变。

（二）诊断依据

1. **临床表现**　好发于长久站立工作或怀孕的妇女，多见于下肢。早期可无明显症状。静脉曲张较重时，站立稍久后病肢有酸胀、麻木、困乏、沉重感，容易疲劳，平卧休息或抬高患肢后，上述症状消失。患者站立时，病肢浅静脉隆起、扩张、迂曲或蜷曲成团，一般小腿和足踝部明显，常无肿胀。

2. **下肢静脉功能检查**　大隐静脉瓣膜及大隐静脉与深静脉间交通支瓣膜功能试验；小隐静脉及

小隐静脉与深静脉之间交通支瓣膜功能试验；深静脉通畅试验。

3. 超声造影检查 彩色多普勒超声检查及下肢静脉顺行或逆行造影检查。

（三）辨证论治

1. 劳倦伤气 治法：补中益气，活血舒筋；方药：补中益气汤加减。

2. 寒湿凝筋 治法：暖肝散寒，益气通脉；方药：暖肝煎合当归四逆汤加减。

3. 外伤瘀滞 治法：活血化瘀，和营消肿；方药：活血散瘀汤加减。

4. 火旺血燥 治法：清肝泻火，养血生津；方药：清肝芦荟丸加减。

（四）西医治疗

1. 手术疗法 大隐和小隐静脉高位结扎、主干静脉剥脱及曲张静脉切除术、经皮腔内激光电凝术、透光旋切术等微创疗法。

2. 注射疗法 硬化剂注射疗法。

其他外科疾病

肠痈（阑尾炎）

（一）概念

肠痈是指发生于肠道的痈肿，表现为腹痛起始于脐周或上腹部，数小时后腹痛转移并固定在右下腹，伴发热、恶心、呕吐，右下腹持续性疼痛并拒按。

（二）诊断依据

1. **临床表现** 转移性右下腹痛，右下腹有固定的压痛区和不同程度的腹膜刺激征。

2. **辅助检查** 白细胞计数和中性粒细胞比例增高。胸部透视可排除右侧胸腔疾病。立位腹部平片观察膈下有无游离气体可排除其他外科急腹症存在。右下腹B超检查，了解有无炎性包块。青年女性或有停经史的已婚妇女应请妇科会诊，以便排除宫外孕和卵巢滤泡破裂等疾病。这些辅助检查对判断病程和决定手术有一定帮助。

（三）辨证论治

1. **瘀滞** 治法：行气活血，通腑泄热；方药：大黄牡丹汤合红藤煎剂加减。

2. **湿热** 治法：通腑泄热，利湿解毒；方药：复方大柴胡汤加减。

3. **热毒** 治法：通腑排脓，养阴清热；方药：大黄牡丹汤合透脓散加减。

（四）外治疗法

药物外敷、灌肠。

（五）西医治疗

手术疗法的原则是早期行手术治疗，尤其是小儿急性阑尾炎，一经确诊应积极行手术治疗。对急性单纯性阑尾炎、慢性阑尾炎可选用腹腔镜切除。

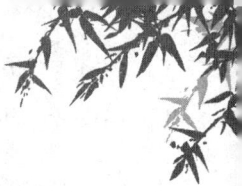

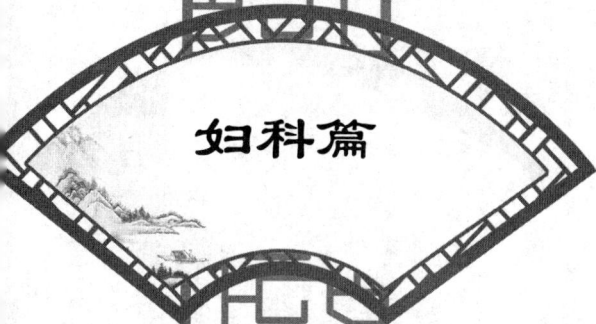

妇科篇

月经病

月经先期

（一）概念

月经先期又称为"经期超前""经行先期""经早""经水不及期"等。其主症是月经周期提前7天以上，或20天左右一行，连续发生两个周期或以上。

（二）鉴别诊断

本病与经间期出血相鉴别。

（三）辨证论治

1. 气虚证

（1）**脾气虚**　治法：补脾益气，升阳调经；方药：补中益气汤或归脾汤。

（2）**肾气虚**　治法：补益肾气，固冲调经；方药：固阴煎或归肾丸。

2. 血热证

（1）**阳盛血热**　治法：清热凉血，养阴调经；方药：清经散。

（2）**阴虚血热**　治法：养阴清热，养血调经；方药：两地汤或二至丸。

（3）**肝郁血热**　治法：疏肝解郁，清热调经；方药：丹栀逍遥散。

月经后期

（一）概念

月经周期延后 7 天以上，甚至 3~5 个月一行，或伴有经量或经期的异常，称为"月经后期"。

（二）鉴别诊断

本病与早孕相鉴别。

（三）辨证论治

1. **肾虚**　治法：温肾助阳，养血调经；方药：当归地黄饮。

2. **血虚**　治法：补血填精，益气调经；方药：大补元煎。

3. **血虚寒**　治法：温经散寒，养血调经；方药：温经汤或艾附暖宫丸。

4. **血实寒** 治法：温经散寒，活血调经；方药：温经汤。

5. **气滞** 治法：开郁行气，和血调经；方药：乌药汤。

6. **痰湿** 治法：燥湿化痰，活血调经；方药：芎归二陈汤。

月经先后无定期

（一）概念

月经先后无定期又称"经水先后无定期""月经愆期""经乱"等，是指月经周期时或提前时或延后7天以上，连续3个周期以上者，称为"月经先后无定期"，本病以月经周期紊乱为特征。

（二）鉴别诊断

本病与崩漏相鉴别。

（三）辨证论治

1. **肝郁** 治法：疏肝理脾，和血调经；方药：逍遥散。

2. **肾虚** 治法：补肾益精，固冲调经；方药：

固阴煎。

3. **脾虚** 治法：补脾益气，养血调经；方药：归脾汤。

月经过多

（一）概念

月经量明显增多，多出平时正常经量 1 倍以上，或一次行经总量超过 80mL，但在一定时间内能自然停止，连续两个周期或以上。月经过多可引起继发性贫血。

（二）辨证论治

1. **气虚** 治法：补气升阳，安冲摄血；方药：举元煎或安冲汤。

2. **血热** 治法：清热凉血，固冲止血；方药：保阴煎加减。

3. **血瘀** 治法：活血化瘀，理冲止血；方药：失笑散加减。

月经过少

（一）概念

月经过少又称"经水涩少""经水少""经量过少"等，其主症为月经周期正常，月经量明显减少，或行经时间不足两天，甚或点滴即净者，称为"月经过少"。一般月经量少于 30mL 为月经过少。

（二）鉴别诊断

本病与经期间出血、激经、胎漏、胎动不安和异位妊娠相鉴别。

（三）辨证论治

1. **肾虚** 治法：补肾益精，养血调经；方药：归肾丸或当归地黄饮。

2. **血虚** 治法：补气养血，和血调经；方药：滋血汤或小营煎。

3. **血瘀** 治法：活血化瘀，养血调经；方药：桃红四物汤或通瘀煎。

4. **痰湿** 治法：运脾化痰，和血调经；方药：六君子加芎归汤。

经期延长

（一）概念

经期延长又称"月水不断""经事延长"等，其主症为月经周期基本正常，行经时间超过7天以上，甚或淋沥半月方净者，称为"经期延长"。

（二）鉴别诊断

本病与经漏、漏下、赤带相鉴别。

（三）辨证论治

1. **气虚** 治法：补气健脾，止血调经；方药：举元煎加减。

2. **虚热** 治法：养阴清热，止血调经；方药：两地汤合二至丸或固经丸。

3. **血瘀** 治法：活血化瘀，理冲止血；方药：桃红四物汤合失笑散加减。

经间期出血

（一）概念

两次月经中间，出现周期性的少量阴道出血者，称为"经间期出血"。

（二）鉴别诊断

本病与月经先期、月经过少、赤带相鉴别。

（三）辨证论治

1. **肾阴虚** 治法：滋肾养阴，固冲止血；方药：两地汤合二至丸。

2. **肾阳虚** 治法：补肾益阳，固冲止血；方药：健固汤合二至丸。

3. **湿热** 治法：清利湿热；方药：清肝止淋汤去阿胶、红枣，加小蓟、茯苓。

4. **血瘀** 治法：化瘀止血；方药：逐瘀止血汤。

妇科篇

崩 漏

（一）概念

崩漏是指经血非时暴下不止或淋漓不尽，前者谓之崩中，后者谓之漏下。崩与漏二者常交替出现，且其病因、病机基本一致，故概称崩漏。

（二）鉴别诊断

本病与月经先期、月经过多、经期延长、月经先后无定期、经间期出血、赤带、胎产出血、生殖器肿瘤出血、生殖系炎症、外阴外伤出血、内科血液病相鉴别。

（三）辨证论治

1. **脾虚**　治法：补气升阳，止血调经；方药：举元煎合安冲汤。

2. **肾阳虚**　治法：温肾固冲，止血调经；方药：右归丸去肉桂，加补骨脂、淫羊藿。

3. **肾阴虚**　治法：滋肾益阴，止血调经；方药：左归丸去牛膝合二至丸。

4. **血虚热**　治法：养阴清热，止血调经；方药：加减一阴煎合生脉散。

5. 血实热　治法：清热凉血，止血调经；方药：清热固经汤。

6. 血瘀　治法：活血化瘀，止血调经；方药：桃红四物汤。

闭　经

（一）概念

女子年逾 16 周岁，月经尚未来潮，或月经周期已建立后又中断 6 个月以上者，称闭经。前者称原发性闭经，后者称继发性闭经。对先天性生殖器官缺如，或后天器质性损伤而无月经者，因非药物所能奏效，不属闭经讨论范畴。

（二）鉴别诊断

本病与少女停经、妊娠期停经、哺乳期停经、围绝经期停经相鉴别。

（三）辨证论治

1. 气血虚弱　治法：补气健脾，养血调经；方药：人参养荣汤。

2. **肾气亏损** 治法：补肾益气，调理冲任；方药：加减苁蓉菟丝子丸加淫羊藿、紫河车。

3. **阴虚血燥** 治法：养阴清热，润燥调经；方药：加减一阴煎加丹参、黄精、牡丹皮、炒香附。

4. **气滞血郁** 治法：理气活血，祛瘀通经；方药：血府逐瘀汤或膈下逐淤汤。

5. **痰湿阻滞** 治法：化痰除湿，活血调经；方药：丹溪治痰湿方或苍附导痰丸。

6. **寒凝血瘀** 治法：温经散寒，活血调经；方药：温经汤。

痛 经

（一）概念

妇女正值经期或经行前后出现周期性小腹疼痛或痛引腰骶，甚至剧痛晕厥者，称痛经，又称"经行腹痛"。

西医妇产科学将痛经分为原发性痛经和继发性痛经。原发性痛经又称功能性痛经，是指生殖器官无器质性病变者；如因盆腔器质性疾病如子宫内膜异位症、子宫腺肌病、盆腔炎或宫颈狭窄等引起的则属继发性痛经。原发性痛经以青年女性多见，继发性痛经则常见于育龄期妇女。

（二）鉴别诊断

原发性痛经与子宫内膜异位症、子宫肌腺病、盆腔炎性疾病引起的继发性痛经相鉴别。

（三）急症处理

痛经发作时，可用针灸或田七痛经胶囊以缓急止痛。

（四）辨证论治

1. **气滞血郁**　治法：理气行滞，化瘀止痛；方药：膈下逐瘀汤。

2. **寒湿凝滞**　治法：温经散寒除湿，化瘀止痛；方药：少腹逐瘀汤或温经散寒汤。

3. **湿热瘀阻**　治法：清热除湿，化瘀止痛；方药：清热调血汤。

4. **气血虚弱**　治法：益气养血，调经止痛；方药：圣愈汤。

5. **肝肾亏损**　治法：补肾养肝，缓急止痛；方药：调肝汤。

6. **阳虚内寒**　治法：温经扶阳，暖宫止痛；方药：温经汤加附子、艾叶、小茴香。

带下病

带下过多

（一）概念

带下过多是指带下量明显增多，色、质、气味异常，或伴有局部及全身症状者。古代有"白沃""赤白沥""下白物"等名称。

（二）鉴别诊断

带下赤色时应与经间期出血、经漏鉴别；带下呈赤白色或黄带淋漓时，需与阴疮、子宫黏膜下肌瘤鉴别；带下呈白色时需与白浊鉴别。

（三）辨证论治

1. **脾虚**　治法：健脾益气，升阳除湿；方药：完带汤。

2. **肾阳虚**　治法：温肾培元，固涩止带；方药：内补丸。

3. **阴虚夹湿**　治法：滋肾益阴，清热利湿；

方药：知柏地黄丸。

4. **湿热下注**　治法：清热利湿止带；方药：止带方。

5. **热毒蕴结**　治法：清热解毒除湿；方药：五味消毒饮。

（四）外治法

实证带下病多结合白带检查结果配合外治法治疗。

1. **外洗法**　洁尔阴、肤阴洁、皮肤康等洗剂，适用于各类阴道炎。

2. **阴道纳药法**　洁尔阴泡腾片、保妇康栓等，适用于各类阴道炎；双料喉风散、珍珠层粉等，适用于宫颈糜烂及老年性阴道炎。

带下过少

（一）概念

带下过少是指带下量明显减少，导致阴中干涩痒痛，甚至阴部萎缩者。

（二）鉴别诊断

本病与卵巢功能早衰、绝经、卵巢术后、盆腔放疗后、席汉氏综合征、严重卵巢炎相鉴别。

（三）辨证论治

1. **肝肾亏损** 治法：滋补肝肾，养血益精；方药：归肾丸。

2. **血枯瘀阻** 治法：补血益精，活血化瘀；方药：滋血汤。

妊娠病

妊娠恶阻

（一）概念

妊娠早期出现恶心呕吐、头晕倦怠，甚至食入即吐者，称为"妊娠恶阻"。

（二）鉴别诊断

本病与葡萄胎、妊娠合并病毒性肝炎、孕痫、妊娠合并急性胃肠炎、妊娠合并急性胆囊炎相鉴别。

（三）辨证论治

1. **脾胃虚弱** 治法：健脾和胃，降逆止呕；方药：香砂六君子汤。

2. 肝胃不和　治法：清肝和胃，降逆止呕；方药：加味温胆汤。

妊娠腹痛

（一）概念

妊娠期因胞脉阻滞或失养，发生小腹疼痛者，称为"妊娠腹痛"，亦名"胞阻"。

（二）鉴别诊断

本病应与异位妊娠、胎动不安、妊娠合并卵巢囊肿蒂扭转、孕痈相鉴别。

（三）辨证论治

1. 血虚　治法：养血安胎止痛；方药：当归芍药散。

2. 气滞　治法：疏肝解郁，止痛安胎；方药：逍遥散。

3. 虚寒　治法：暖宫止痛，养血安胎；方药：胶艾汤。

4. 血瘀　治法：养血化瘀，补肾安胎；方药：寿胎丸。

异位妊娠

（一）概念

凡孕卵在子宫体腔以外着床发育，称为"异位妊娠"，以输卵管妊娠为最常见，占 90%～95%，可造成急性腹腔内出血，是妇产科常见急腹症之一，俗称"宫外孕"。但两者含义稍有不同，异位妊娠包括输卵管妊娠、卵巢妊娠、腹腔妊娠、阔韧带妊娠、宫颈妊娠及子宫残角妊娠；宫外孕则仅指子宫以外的妊娠，不包括宫颈妊娠和子宫残角妊娠。

（二）鉴别诊断

本病应与妊娠腹痛、胎动不安、黄体破裂、急性阑尾炎、急性盆腔炎、卵巢囊肿蒂扭转等相鉴别。

（三）急症处理及手术适应证

1. 急症处理

（1）患者平卧，立即监测生命体征，观察患者神志。

（2）急查血常规、血型及交叉配血，必要时输血。

（3）立即给予输氧、补液。

（4）若腹腔出血过多，或经以上处理休克仍不能纠正者，应立即手术治疗。

2. 手术适应证

（1）停经时间长，疑为输卵管间质部或残角子宫妊娠者。

（2）休克严重，内出血量多或持续出血，虽经抢救而不易控制者。

（3）妊娠试验持续阳性，包块继续长大，杀胚药无效者。

（4）愿意同时施行绝育术者。

（四）辨证论治

1. 未破损期　治法：活血，化瘀，消癥杀胚；方药：宫外孕Ⅰ号方加蜈蚣、紫草、天花粉、三七。

2. 已破损期

（1）**气血亏脱**　治法：止血固脱；方药：生脉散合宫外孕Ⅰ号方。

（2）**气虚血瘀** 治法：益气养血，化瘀杀胚；方药：宫外孕Ⅰ号方。

（3）**瘀结成癥** 治法：破瘀消癥；方药：宫外孕Ⅱ号方。

胎漏、胎动不安

（一）概念

妊娠期间阴道少量出血，时出时止，或淋漓不断，而无腰酸腹痛、小腹下坠者，称为"胎漏"，亦称"漏胎"。妊娠期间出现腰酸、腹痛、小腹下坠，或伴有少量阴道出血者，称为"胎动不安"。本病发生在妊娠早期，类似于西医学的先兆流产，若发生在妊娠中、晚期，则类似于西医学的前置胎盘。

（二）鉴别诊断

胎漏、胎动不安是以胚胎、胎儿存活为前提，首辨胚胎存活与否，并要与妊娠期间有阴道出血或腹痛的疾病相鉴别。此外，本病的阴道出血还要与各种原因所致的宫颈出血相鉴别，如宫颈息肉出血。

（三）辨证论治

1. **肾虚**　治法：补肾健脾，益气安胎；方药：寿胎丸加党参、白术或滋肾育胎丸。

2. **血热**　治法：滋阴清热，养血安胎；方药：保阴煎或当归散。

3. **气血虚弱**　治法：补气养血，固肾安胎；方药：胎元饮。

4. **血瘀**　治法：化瘀养血，固肾安胎；方药：寿胎丸。

堕胎、小产

（一）概念

凡妊娠 12 周内胚胎自然殒堕者称"堕胎"，妊娠 12~28 周内胎儿已成形而自然殒堕者称"小产"或"半产"，分别相近于西医学的早期流产和晚期流产。

（二）鉴别诊断

本病诊断的关键是妊娠物是否完全堕出或产出，需与异位妊娠、葡萄胎相鉴别。经妇科检查、B 超、后穹隆穿刺可区分。

妇科篇

（三）辨证论治

1. 气滞血瘀　治法：祛瘀下胎；方药：脱花煎加益母草。

2. 气虚血瘀　治法：益气祛瘀；方药：生化汤加人参、益母草、炒蒲黄。

滑　胎

（一）概念

凡堕胎或小产连续发生 3 次或 3 次以上者，称为"滑胎"，亦称"数堕胎""屡孕屡堕"。

（二）辨证论治

1. 肾虚　治法：补肾固冲，益气养血；方药：补肾固冲丸。

2. 气血虚弱　治法：益气养血，固冲安胎；方药：泰山磐石散。

3. 血瘀　治法：行气活血，消癥散结；方药：桂枝茯苓丸。

产后病

产后发热

（一）概念

产褥期内出现发热持续不退，或突然高热寒战，并伴有其他症状者，称产后发热。如产后1~2日因阴血骤虚，阳气外浮，而见轻微发热，无其他症状，此乃营卫暂时失于调和，一般可自行消退，属正常生理现象。

（二）鉴别诊断

本病与产褥期其他疾病、产褥中暑、产后菌痢相鉴别。

（三）急症处理

1. **支持疗法**　加强营养；纠正水、电解质平衡紊乱；病情严重者或贫血者，多次少量输血或输血浆。

2. **热入营血**　方药用清营汤加味，或用清开灵注射液。

妇科篇

3. **热入心包** 方药用清营汤送服安宫牛黄丸或紫雪丹，或醒脑静注射液。

4. **热深厥脱** 方用独参汤、生脉散或参附汤，或用参附注射液肌肉注射。

（四）辨证论治

1. **感染邪毒** 治法：清热解毒，凉血化瘀；方药：五味消毒饮。

2. **外感** 治法：养血祛风，疏解表邪；方药：荆防四物汤。

3. **血瘀** 治法：活血化瘀，和营除热；方药：生化汤加丹参、丹皮、益母草。

4. **血虚** 治法：补血益气；方药：八珍汤加枸杞和黄芪。

产后腹痛

（一）概念

产妇在产褥期内，发生与分娩或产褥有关的小腹疼痛，称为产后腹痛。其中因瘀血引起的小腹疼痛，称为儿枕痛。本病多见新产后。

孕妇分娩后，由于子宫的缩复作用，小腹阵阵作痛。疼痛常于产后 1~2 日出现，持续 2~3 日自然消失。西医学称"宫缩痛""产后痛"，属生理现象，一般不需治疗。若腹痛阵阵加剧，难以忍受，或腹痛绵绵，疼痛不已，影响产妇的康复，则为病态，应予治疗。

（二）鉴别诊断

本病与产后伤食腹痛、产褥感染腹痛、产后痢疾相鉴别。

（三）辨证论治

1. **血虚**　治法：补血益气，缓急止痛；方药：肠宁汤。

2. **血瘀**　治法：活血理气，化瘀止痛；方药：生化汤。

产后恶露不绝

（一）概念

产后血性恶露持续 10 天以上者，称产后恶露不绝，又称产后恶露不止。

（二）鉴别诊断

本病与子宫黏膜下肌瘤、绒毛膜癌相鉴别。

（三）辨证论治

1. **气虚**　治法：补气摄血固冲；方药：补中益气汤。

2. **血瘀**　治法：活血化瘀止血；方药：生化汤加益母草。

3. **血热**　治法：养阴清热止血；方药：两地汤、保阴煎。

产后缺乳

（一）概念

产妇乳汁甚少或无乳可下者，称缺乳，又称产后乳汁不行。

（二）鉴别诊断

本病与急性乳腺炎相鉴别。

（三）辨证论治

1. **气血虚弱**　治法：补气养血，通乳；方药：通乳丹。

2. **肝郁气滞**　治法：疏肝解郁，通络下乳；方药：下乳涌泉散。

3. **痰浊阻滞** 治法：健脾化痰，通乳；方药：苍附导痰丸合漏芦散。

妇科杂病

癥　瘕

（一）概念

妇人下腹结块，伴有或胀、或痛、或满、或阴道异常出血者，称为癥瘕。癥者，坚硬成块，固定不移，痛有定处；瘕者，痞满无形，聚散无常，推之可移，痛无定处。癥瘕有良性和恶性之分，这里仅指良性癥瘕。

（二）鉴别诊断

首先应与妊娠子宫及尿潴留鉴别；然后识别妇科良性癥瘕所涉主要病种，如卵巢良性肿瘤、子宫肌瘤、盆腔炎性包块、陈旧性宫外孕。

（三）辨证论治

1. **气滞血瘀** 治法：行气活血，化瘀消癥；方药：香棱丸或大黄䗪虫丸。

2. **痰湿瘀结**　治法：化痰除湿，活血消癥；方药：苍附导痰丸合桂枝茯苓丸。

3. **湿热瘀阻**　治法：清热利湿，化瘀消癥；方药：大黄牡丹汤。

4. **肾虚血瘀**　治法：补肾活血，消癥散结；方药：肾气丸合桂枝茯苓丸。

盆腔炎

（一）概念

女性内生殖器官及其周围结缔组织、盆腔腹膜发生的炎症，称为盆腔炎。盆腔炎可分为急性盆腔炎和慢性盆腔炎。急性盆腔炎继续发展可引起弥漫性腹膜炎、败血症、感染性休克，严重者可危及生命。若在急性期未能得到彻底治愈，则可转为慢性盆腔炎，往往日久不愈并可反复发作。盆腔的炎症可局限于一个部位，也可同时累及几个部位，最常见的是输卵管炎及输卵管卵巢炎，单纯的子宫内膜炎或卵巢炎较少见。

（二）鉴别诊断

急性盆腔炎与异位妊娠、急性阑尾炎、卵巢囊肿蒂扭转相鉴别；慢性盆腔炎与子宫内膜异位症、卵巢囊肿相鉴别。

（三）辨证论治

急性盆腔炎

1. **热毒炽盛**　治法：清热解毒，利湿排脓；方药：五味消毒饮合大黄牡丹汤。

2. **湿热瘀结**　治法：清热利湿，化瘀止痛；方药：仙方活命饮加薏苡仁、冬瓜仁。

慢性盆腔炎

1. **湿热瘀结**　治法：清热利湿，化瘀止痛；方药：银甲丸。

2. **气滞血瘀**　治法：活血化瘀，理气止痛；方药：膈下逐瘀汤。

3. **寒湿凝滞**　治法：祛寒除湿，化瘀止痛；方药：少腹逐瘀汤。

4. **气虚血瘀**　治法：益气健脾，化瘀止痛；方药：理冲汤。

妇科篇

不孕症

(一) 概念

女子婚后未避孕,有正常性生活,同居 1 年,而未受孕者;或曾有过妊娠,而后未避孕,又连续 1 年未再受孕者,称不孕症。前者为原发性不孕,古称全不产;后者为继发性不孕,古称断绪。

(二) 鉴别诊断

本病与子宫内膜异位、输卵管肿大相鉴别。

(三) 辨证论治

1. **肾气虚** 治法:补肾益气,温养冲任;方药:毓麟珠。

2. **肾阳虚** 治法:温肾暖宫,调补冲任;方药:右归丸。

3. **肾阴虚** 治法:补肾益精,滋阴养血;方药:养精种玉汤。

4. **肝郁** 治法:疏肝解郁,养血理脾;方药:开郁种玉汤。

5. **瘀滞胞宫** 治法：活血化瘀，止痛调经；
方药：少腹逐瘀汤。

6. **痰湿内阻** 治法：燥湿化痰，理气调经；
方药：苍附导痰丸合佛手散。

（四）分类

1. 排卵障碍性不孕。

2. 免疫性不孕。

3. 输卵管阻塞性不孕。

妇科特殊检查与常用诊断技术

（一）妇科检查包括双合诊和三合诊

双合诊是医生用手的两指或一指放入阴道，另一手在腹部配合检查的方法。用以检查子宫的位置、大小、质地、活动度以及有无压痛，附件区有无增厚、肿块或压痛，如有肿块尤需注意其位置、大小、形状、质地、活动度、与子宫的关系及有无压痛等。一般情况下输卵管不能扪及。若扪及索状物，提示输卵管有病变。

三合诊即腹部、阴道、直肠联合检查。三合诊的目的是弥补双合诊的不足，能更清楚地了解极度后位的子宫大小，发现子宫后壁、直肠子宫陷凹、宫骶韧带、骨盆腔内侧壁及后部病变。凡疑有生殖器结核、恶性肿瘤、子宫内膜异位症、炎性包块等，三合诊尤显重要。

（二）妇科特殊诊断技术

1. 基础体温（BBT）测定

临床应用：检查不孕原因，指导避孕和受孕，协助诊断妊娠，协助诊断月经失调。

2. 阴道脱落细胞检查

临床应用：了解体内性激素水平，可用于闭经、功血诊断。

（1）阴道涂片：可了解卵巢功能。①阴道壁刮片法：阴道前壁上 1/3 处轻轻刮取分泌物及细胞作涂片，固定、镜检。②棉签采取法：未婚女子用无菌棉签蘸生理盐水湿润，然后伸入阴道，在侧壁的上 1/3 处轻擦后作涂片，固定、检测。

（2）宫颈刮片（防癌涂片）：可早期发现宫颈癌。

3. 宫颈黏液检查与分类

临床应用：宫颈黏液结晶检查常与宫颈黏液拉丝试验结合，可以了解卵巢功能，预测排卵期，借以指导避孕与受孕。

Ⅰ型：典型羊齿状结晶，主梗直而粗硬，分支密而长。

Ⅱ型：类似Ⅰ型，但主梗弯曲较软，分支少而短，似树枝着雪后的形态。

Ⅲ型：不典型结晶，其特点为树枝形象较模糊，分支少而稀疏，呈离散状态。

Ⅳ型：主要为椭圆体或梭形物体，顺同一方向排列成行，比白细胞长 2～3 倍，但稍窄，透光度大。

4. 常用女性内分泌激素测定

（1）垂体促性腺激素测定。包括卵泡刺激素（FSH）和黄体生成激素（LH）。闭经患者测定垂体促性腺激素有助于鉴别垂体性闭经和卵巢性闭经。

（2）垂体泌乳素（PRL）测定。垂体肿瘤、空蝶鞍干扰多巴胺运输致 PRL 抑制因子减少，下丘脑疾病、颅咽管瘤等，原发性甲状腺功能低下、闭经溢乳综合征、多囊卵巢综合征、卵巢早衰、黄体功能欠佳，药物作用如氯丙嗪、避孕药、雌激素、利血平等，神经精神刺激，长期哺乳等，均可引起PRL增高。

（3）雌二醇（E2）测定。临床主要用于：①监测卵巢功能。②判断闭经原因。③诊断有无排卵。④监测卵泡发育。⑤诊断女性性早熟。

（4）孕酮（P）测定。临床应用主要作为排卵的标准之一，血 P 达到 16nmol/L 以上，提示有排卵。若 P 测定符合有排卵，又无其他原因的不孕患者，需配合 B 超观察卵泡的发育及排卵过程，以除外未破卵泡黄素化综合征。了解黄体的功能，黄体期 P 水平低于生理值或月经来潮 4～5 日仍高于生理水平，分别代表黄体功能不足及黄体萎缩不全。肾上腺皮质亢进或肿瘤时，孕酮可呈高值。

（5）睾酮（T）测定。卵巢男性化肿瘤，血 T 明显增高；用于鉴别两性畸形；评价多囊卵巢综合征的治疗效果，治疗后血 T 水平应有所下降；多毛症患者血 T 水平正常者，多考虑由于毛囊对雄激素敏感所致。肾上腺皮质增生或肿瘤，血 T 水平可异常升高。

5. 活体组织检查

（1）外阴活组织检查适应证。确定外阴白色病变的类型及排除恶变；外阴赘生物或久治不愈的溃疡需明确诊断及排除恶性病变者。

（2）宫颈活组织检查适应证。宫颈溃疡或有赘生物需明确诊断者；宫颈细胞学检查巴氏分级Ⅲ级以上者；有宫颈接触性出血或可疑宫颈癌者；宫颈特异性炎症。

6. 诊断性刮宫

（1）适应证

①子宫异常性出血，需排除或证实子宫内膜癌、宫颈癌者。

②月经失调需了解子宫内膜变化及其对性激素的反应者。

③不孕症，了解有无排卵。

④疑有子宫内膜结核者。

⑤因宫腔残留组织或子宫内膜脱落不完全导致长时间多量出血者。

（2）禁忌证

①急性或亚急性生殖道炎症。

②疑有妊娠要求继续妊娠者。

③急性或严重的全身性疾病。

④手术前体温高于 37.5℃者。

（3）注意事项

①不孕症或功血者，应在月经前或月经来潮 6 小时内诊刮，以判断有无排卵或黄体功能不良。

②术前查清子宫位置及大小，术中注意无菌操作，动作轻柔，切忌反复刮宫。

③双子宫、双角子宫或纵隔子宫，应将两处子宫内膜全部刮除。

④术前有阴道出血者，术前、术后应予预防感染治疗。

⑤术后两周内禁止性生活、盆浴。

7. 后穹隆穿刺

适应证：明确子宫直肠陷凹积液性质；明确贴近阴道后穹隆的肿块性质。

8. 输卵管通畅检查

（1）输卵管通液术有手感通液术、B 超下通液术、腹腔镜下通液术、治疗性通液术 4 种方法。

（2）子宫输卵管造影术

适应证

①不孕症经输卵管通液术检查，显示输卵管不通或通而不畅者，输卵管整复或粘堵手术后，观察手术效果。

②习惯性流产检查有无宫颈内口松弛或子宫畸形。

③确定生殖器畸形的类别。

禁忌证

急性或亚急性生殖道炎症；严重的全身性疾病；产后、流产后、刮宫术后 6 周内；停经不能排除妊娠者；过敏性体质或碘过敏者。

9. 超声检查

（1）常用方法：B 型超声显像法、多普勒超声法。其中最广泛使用的是 B 型超声经腹壁及经阴道探查法。

（2）临床应用

①鉴别增大的子宫。

②鉴别胎儿存活或死亡。

③胎儿头径测量。

④探测多胎妊娠。

⑤探测胎儿畸形。

⑥胎盘定位。

⑦探测羊水量。

⑧探查宫内节育器。

⑨盆、腹腔包块的定位和/或定性。

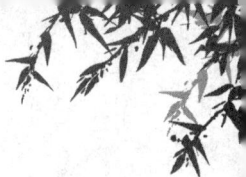

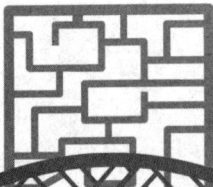

儿科篇

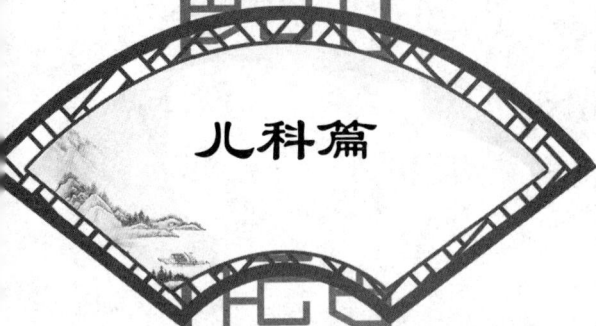

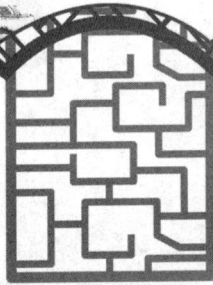

新生儿疾病

新生儿黄疸

（一）概念

新生儿黄疸是因胆红素在体内积聚而引起的皮肤黏膜或其他器官黄染。当血中非结合胆红素过高时，可引起胆红素脑病（核黄疸），造成神经系统永久性损害，严重者可导致死亡。

（二）辨证论治

常证

1. **湿热熏蒸**　治法：清热利湿退黄；方药：茵陈蒿汤加味。

2. **寒湿阻滞**　治法：温中化湿退黄；方药：茵陈理中汤加味。

3. **瘀积发黄**　治法：化瘀消积退黄；方药：血府逐瘀汤加减。

变证

1. **胎黄动风**　治法：平肝息风，利湿退黄；方药：羚角钩藤汤加减。

2. **胎黄虚脱**　治法：大补元气，回阳固脱；方药：参附汤合生脉散加减。

（三）诊断依据

主要依据临床症状及体征，即可明确诊断。

（四）西医治疗

1. **病因治疗**

（1）新生儿肝炎：以保肝治疗为主。

（2）先天性胆道闭锁：应早期手术治疗。

（3）新生儿败血症：一般应联合应用抗生素静脉给药治疗。

2. **对症治疗**

（1）光照疗法。

（2）药物治疗：①供给白蛋白。②纠正代谢性酸中毒。③肝酶诱导剂。

（3）换血疗法。

呼吸系统疾病

急性上呼吸道感染

（一）概念

急性上呼吸道感染是指各种病原体侵犯呼吸道的急性感染，包括急性鼻炎、急性咽炎、急性扁桃体炎。

（二）辨证论治

1. **风寒感冒** 治法：辛温解表；方药：荆防败毒散加减。

2. **风热感冒** 治法：辛凉解表；方药：银翘散加减。

3. **暑邪感冒** 治法：清暑解表；方药：新加香薷饮加减。

4. **时邪感冒** 治法：清热解毒；方药：银翘散合普济消毒饮加减。

（三）诊断依据

依据临床症状及体征即可明确诊断。

（四）辅助检查

病毒感染时白细胞总数正常或偏低；细菌感染时白细胞总数及中性粒细胞均增高。链球菌感染者，血中抗链球菌溶血素"O"（ASO）滴度增高。

（五）西医治疗

1. **一般治疗** 注意休息、多饮水；注意呼吸道隔离，预防并发症。

2. **病因治疗** 病毒感染者，可选用利巴韦林等抗病毒药物。如继发细菌感染则选用抗菌药物。

3. **对症治疗** 高热可应用布洛芬或对乙酰氨基酚口服，亦可采用冷敷、温水浴等物理降温方法。高热惊厥，需按儿科急症处理，予以镇静、止惊处理。

急性支气管炎

（一）概念

急性支气管炎是支气管黏膜的急性炎症，常累及气管，故又称急性气管支气管炎。临床以咳嗽、咯痰为主要症状，多继发于上呼吸道感染之后，或为麻疹、百日咳、伤寒等急性传染病的一种临床表现。

（二）辨证论治

1. **风寒咳嗽**　治法：疏风散寒，宣肺止咳；方药：杏苏散加减。

2. **风热咳嗽**　治法：疏风清热，宣肺止咳；方药：桑菊饮加减。

3. **风燥咳嗽**　治法：疏散表邪，润肺化痰；方药：桑杏汤加减。

（三）诊断依据

依据临床症状及体征即可明确诊断。

（四）辅助检查

血常规白细胞总数正常或偏低，由细菌引起或合并细菌感染时可出现白细胞总数升高、中性粒细胞增多，C反应蛋白增高。胸部X线检查可见斑片状阴影。

（五）西医治疗

1. **控制感染**　根据致病微生物种类采用相应药物，考虑有细菌感染时，可适当选用抗生素。

儿科篇

2. 对症治疗 ①化痰：痰稠者，应用氨溴索。②止喘平咳：可酌情选用 β₂ 受体激动剂等药物吸入治疗。

肺 炎

（一）概念

肺炎是由不同病原体或其他因素所致的肺部炎症。临床以发热、咳嗽、气促、呼吸困难及肺部固定湿啰音为主要表现。发病季节以冬、春两季为多发，寒冷地区发病率高。肺炎可发生在任何年龄，但以婴幼儿为多发。

（二）辨证论治

常证

1. 风寒闭肺　治法：辛温开闭，宣肺止咳；方药：华盖散加减。

2. 风热闭肺　治法：辛凉开闭，清肺止咳；方药：银翘散合麻杏石甘汤加减。

3. 痰热闭肺　治法：清热涤痰，开肺定喘；方药：五虎汤合葶苈大枣泻肺汤加减。

4. **毒热闭肺** 治法：清热解毒，泻肺开闭；方药：黄连解毒汤合麻杏甘石汤加减。

5. **阴虚肺热** 治法：养阴清肺，润肺止咳；方药：沙参麦冬汤加减。

6. **肺脾气虚** 治法：补肺健脾，益气化痰；方药：人参五味子汤加减。

变证

1. **心阳虚衰** 治法：温补心阳，救逆固脱；方药：参附龙牡救逆汤加减。

2. **邪陷厥阴** 治法：平肝息风，清心开窍；方药：羚角钩藤汤合牛黄清心丸加减。

（三）诊断依据

根据临床有发热、咳嗽、气促或呼吸困难的症状，肺部有较固定的中细湿啰音，一般不难诊断。胸片有斑片影，可协助诊断。确诊后，应进一步判断病情的轻重，有无并发症，并作病原学诊断，以指导治疗和评估预后。

（四）辅助检查

1. **外周血检查** 血白细胞检查、C-反应蛋白、降钙素原。

2. 病原学检查 细菌培养和涂片、病毒分离、病原特异性抗原及抗体检测、聚合酶链反应（PCR）或杂交检测。

3. 其他检查 血气分析、X线检查。

（五）西医治疗

1. 病因治疗 根据不同病原选择药物。

2. 对症治疗 ①氧疗。多采取鼻前庭给氧，缺氧严重者可用面罩给氧。若出现呼吸衰竭，则需用人工呼吸器。②保持呼吸道通畅。及时清除鼻咽分泌物和吸痰，使用祛痰剂，雾化吸入；喘憋严重者选用支气管解痉剂；保证液体摄入量，有利于痰液排除。③腹胀的治疗。低钾血症引起者及时补钾。④肺炎合并心衰的治疗。镇静，给氧，增强心肌收缩力，减慢心率，增加心搏出量，减轻心脏负荷。

3. 糖皮质激素的应用 可用琥珀酸氢化可的松或地塞米松。

支气管哮喘

（一）概念

支气管哮喘是一种以慢性气道炎症和气道高反应性为特征的异质性疾病，以反复发作的喘息、咳嗽、气促、胸闷为主要临床表现，常在夜间、凌晨发作或加剧。呼吸道症状的具体表现形式和严重程度具有随时间而变化的特点，并常伴有可变的呼吸气流受限。

（二）辨证论治

急性发作期

1. **寒性哮喘**　治法：温肺散寒，化痰定喘；方药：小青龙汤合三子养亲汤。

2. **热性哮喘**　治法：清热化痰，止咳定喘；方药：麻杏石甘汤或定喘汤加减。

慢性持续期

1. **痰邪恋肺，肺脾气虚**　治法：补虚纳气，化湿除痰；方药：金水六君煎加减。

2. **痰邪恋肺，肾虚不纳**　治法：降气化痰，补肾纳气；方药：射干麻黄汤合都气丸加减。

临床缓解期

1. 肺脾气虚　治法：益气固表；方药：人参五味子汤合玉屏风散加减。

2. 肾气虚弱　治法：补肾纳气；方药：金匮肾气丸加减。

3. 肺肾阴虚　治法：滋阴补肾；方药：六味地黄丸加减。

（三）诊断依据

1. 儿童哮喘

（1）反复喘息、咳嗽、气促、胸闷，多与接触变应原、冷空气、物理或化学性刺激、呼吸道感染以及运动等有关，常在夜间、凌晨发作或加剧。

（2）发作时在双肺可闻及散在或弥漫性、以呼气相为主的哮鸣音，呼气相延长。

（3）上述症状和体征经抗哮喘治疗有效或自行缓解。

（4）除外其他疾病所引起的喘息、咳嗽、气促和胸闷。

（5）临床表现不典型者（如无明显喘息或哮鸣音），应至少具备以下 1 项：①支气管激发试验或运动舒张试验阳性。②支气管舒张试验阳性。③最大呼气流量（PEF）日间变异率（连续监测2周）≥13%。

以上（1）～（4）项或（4）（5）项，可诊断为哮喘。

2. 咳嗽变异性哮喘

（1）咳嗽持续4周以上，常在运动、夜间、凌晨发作或加重，以干咳为主，不伴有喘息。

（2）临床上无感染征象，或经较长时间抗生素治疗无效。

（3）抗哮喘药物诊断性治疗有效。

（4）排除其他原因引起的慢性咳嗽。

（5）支气管激发试验阳性和/或PEF日间变异率连续监测2周≥13%。

（6）个人或一二级亲属特应性疾病史，或变应原检测阳性。

以上（1）～（4）项为诊断基本条件。

3. 哮喘病情严重程度评估

哮喘可分为4级，即间歇状态、轻度持续、中度持续、重度持续。5岁以上的患儿还应进行肺功能检测。

（四）辅助检查

肺通气功能检测、过敏状态检测、气道炎症指标检测、胸部影像学检查、支气管镜检查、血气分析。

（五）西医治疗

1. 急性发作期 ①氧疗。②吸入速效 β_2 受体激动剂。③糖皮质激素。④抗胆碱能药物。⑤茶碱。⑥辅助机械通气治疗。

2. 慢性持续期和临床缓解期治疗 ①根据病情调整方案。②升级治疗。

心血管系统疾病

病毒性心肌炎

（一）概念

病毒性心肌炎是病毒侵犯心脏引起的一种心肌局灶性或弥漫性炎性病变，部分患儿可伴有心包或心内膜炎症改变。

（二）辨证论治

1. **风热犯心**　治法：疏风清热，宁心安神；方药：银翘散加减。

2. **湿热侵心**　治法：清热化湿，宁心安神；方药：葛根黄芩黄连汤加减。

3. **痰瘀阻络**　治法：豁痰化瘀，宁心通络；方药：瓜蒌薤白半夏汤合失笑散加减。

4. **气阴亏虚**　治法：益气养阴，宁心复脉；方药：炙甘草汤合生脉散加减。

5. **心阳虚弱**　治法：温振心阳，宁心复脉；方药：桂枝甘草龙骨牡蛎汤加减。

（三）诊断依据

1. **心功能不全、心源性休克或心脑综合征。**

2. **X 线、超声心动图检查表现心脏扩大。**

3. **心电图改变。**

4. **血清肌酸激酶同工酶（CK-MB）升高或心肌肌钙蛋白（cTnI 或 cTnT）呈阳性。**

（四）辅助检查

1. **血清酶的测定**　血清谷草转氨酶（SGOT）、

乳酸脱氢酶（LDH）、α-羟丁酸脱氢酶（α-HBDH）、肌酸磷酸激酶（CK）及同工酶（CK-MB）在急性期均可升高。CK-MB血清水平升高对心肌损伤诊断意义较大。LDH同工酶对心肌早期损伤的分析价值较大。

2. 肌钙蛋白（Tn） 心肌肌钙蛋白（cTnI或cTnT）的变化对心肌炎诊断的特异性更强。

3. 病毒病原学检测 病毒分离、病毒抗体检测及病毒核酸检测均有利于病毒病原学诊断。

4. 心电图 常见ST-T段改变，T波低平、双向或倒置；QT间期延长；各种心律失常，如窦房、房室、室内传导阻滞，各种期前收缩，阵发性心动过速及心房扑动或颤动等。

5. X线检查 轻型病例心影一般在正常范围，伴心力衰竭或心包积液者可见心影扩大，少数病例胸腔可见少量积液。

（五）西医治疗

1. 休息 急性期需卧床休息，以减轻心脏负荷。

2. 抗病毒治疗 利巴韦林、干扰素和转移因子。

3. **营养心肌药物**　①维生素 C。②辅酶 Q_{10}。③1,6-二磷酸果糖口服液。④磷酸肌酸钠。

4. **肾上腺皮质激素**　通常不主张使用，主要用于心源性休克、致死性心律失常（Ⅲ°房室传导阻滞、室性心动过速）等严重病例的抢救。

5. **大剂量免疫球蛋白**　通过免疫调节作用减轻心肌细胞损害。

6. **控制心力衰竭**　利尿剂、洋地黄、血管活性药物。

消化系统疾病

胃　炎

（一）概念

胃炎是指由各种物理性、化学性或生物性有害因子引起的胃黏膜或胃壁炎性改变的一种疾病。

（二）辨证论治

1. **乳食积滞**　治法：消食导滞，和胃止痛；方药：保和丸加减。

2. **寒邪犯胃** 治法：温散寒邪，和胃止痛；方药：香苏散合良附丸加减。

3. **湿热中阻** 治法：清热化湿，理气止痛；方药：黄连温胆汤加减。

4. **肝气犯胃** 治法：疏肝理气，和胃止痛；方药：柴胡疏肝散加减。

5. **脾胃虚寒** 治法：温中健脾，益气和胃；方药：黄芪建中汤加减。

6. **胃阴不足** 治法：养阴益胃，和中止痛；方药：益胃汤加减。

（三）诊断依据

根据病史、临床表现、胃镜和病理学检查基本可以确诊。

（四）辅助检查

胃镜检查、X 线钡餐造影、幽门螺旋杆菌检测。

（五）西医治疗

1. **急性胃炎**

去除病因，积极治疗原发病，避免服用一切刺激性食物和药物，及时纠正水、电解质紊乱。

2. 慢性胃炎

（1）饮食治疗：养成良好的饮食习惯和生活规律。

（2）药物治疗：①黏膜保护剂：如碱式碳酸铋、硫糖铝、蒙脱石粉剂等。②H_2受体拮抗剂：常用西咪替丁、雷尼替丁、法莫替丁等。③胃肠动力药：腹胀、呕吐或胆汁反流者加用多潘立酮、西沙必利。④抗幽门螺杆菌（Hp）药物：有幽门螺杆菌感染者应进行规范的抗菌药物治疗。临床常用枸橼酸铋钾、阿莫西林、克拉霉素、甲硝唑、呋喃唑酮。目前多主张联合用药，多用以质子泵抑制剂（PPI）为中心药物的"三联"方案：PPI+上述两种抗生素。或以铋剂为中心药物的"三联""四联"治疗方案：枸橼酸铋钾+上述两种抗生素、枸橼酸铋钾+H_2受体拮抗剂+上述两种抗生素。

小儿腹泻

（一）概念

小儿腹泻是一组由多病原、多因素引起的消化道疾病，临床以大便次数增多和大便性状改变为特点。本病一年四季均可发生，夏秋季节尤其易发病，不同季节发生的腹泻，临床表现有所不同。

（二）辨证论治

常证

1. **风寒泻** 治法：疏风散寒，化湿和中；方药：藿香正气散加减。

2. **湿热泻** 治法：清肠解热，化湿止泻；方药：葛根黄芩黄连汤加减。

3. **伤食泻** 治法：消食化滞，运脾和胃；方药：保和丸加减。

4. **脾虚泻** 治法：健脾益气，助运止泻；方药：参苓白术散加减。

5. **脾肾阳虚泻** 治法：温补脾肾，固涩止泻；方药：附子理中汤合四神丸加减。

变证

1. **气阴两伤** 治法：益气养阴，酸甘敛阴；方药：人参乌梅汤加减。

2. **阴竭阳脱** 治法：挽阴回阳，救逆固脱；方药：生脉散合参附龙牡救逆汤加减。

（三）诊断依据

根据发病季节、喂养史和流行病学资料，临床表现和大便性状易于作出临床诊断。必须判定有无脱水、脱水的程度和性质、电解质是否紊乱和酸碱是否失衡。

（四）西医治疗

1. 饮食疗法 腹泻时应注意进行饮食调整，控制饮食应适当，以保证机体生理的需要量，补充疾病消耗。

2. 液体疗法 纠正水、电解质紊乱及酸碱失衡。常用口服补液和静脉补液法。①口服补液：口服补液盐。②静脉补液：定量（输液总量）、定性（溶液种类）、定速（输液速度）。

3. 药物治疗 ①控制感染。②微生态疗法。③肠黏膜保护剂。④补锌治疗。

泌尿系统疾病

急性肾小球肾炎

（一）概念

急性小球肾炎是指病因不一，临床表现为急性起病，多有前期感染，以血尿为主，伴不同程度的蛋白尿、水肿、高血压或肾功能不全等特点的一组原发性肾小球肾炎。

（二）辨证论治

1. **风水相搏**　治法：疏风宣肺，利水消肿；方药：麻黄连翘赤小豆汤合五苓散加减。

2. **湿热内侵**　治法：清热利湿，凉血止血；方药：五味消毒饮合小蓟饮子。

3. **气虚邪恋**　治法：健脾益气，兼化湿浊；方药：参苓白术散加减。

4. **阴虚邪恋**　治法：滋阴补肾，兼清余热；方药：知柏地黄丸合二至丸加减。

（三）诊断依据

询问患者是否有链球菌感染史。急性起病具备血尿、蛋白尿、水肿及高血压等特点，急性期血清ASO滴度升高，C3浓度暂时性下降，均可临床诊断为急性肾炎。

（四）辅助检查

1. 尿常规。

2. 血常规。

3. 肾功能检查。

4. 血清抗体。

5. 抗链球菌抗体检查。

（五）西医治疗

1. 休息。

2. 注意饮食。

3. 利尿。

4. 降压。

5. 抗感染。

肾病综合征

（一）概念

肾病综合征是一组由多种原因引起的肾小球基底膜通透性增高，导致大量血浆蛋白自尿中丢失的临床综合征。肾病综合征具有 4 个特点：大量蛋白尿、低蛋白血症、高胆固醇血症（高脂血症）和不同程度的水肿。肾病综合征分原发性、继发性和先天性 3 种类型，本节主要叙述原发性肾病综合征。

（二）辨证论治

1. **肺脾气虚**　治法：益气健脾，宣肺利水；方药：防己黄芪汤合五苓散加减。

2. **脾肾阳虚**　治法：温肾健脾，化气行水；方药：偏肾阳虚者，真武汤合黄芪桂枝五物汤加减；偏脾阳虚者，实脾饮加减。

3. **肝肾阴虚**　治法：滋阴补肾，平肝潜阳；方药：知柏地黄丸加减。

4. **气阴两虚**　治法：益气养阴，化湿清热；方药：六味地黄丸加黄芪。

（三）诊断依据

①尿蛋白（+++）～（++++），24 小时尿蛋白定量≥50mg/（kg·d）。②血浆白蛋白低于 25g/L。③血浆胆固醇高于 5.7mmol/L。④不同程度的水肿。以上 4 项中以大量蛋白尿和低白蛋白血症为必要条件。

（四）辅助检查

1. **尿液分析** 尿蛋白明显增多。定性检查≥（+++），24 小时尿蛋白定量≥50mg/（kg·d）。少数有短暂镜下血尿。大多可见透明管型、颗粒管型和卵圆脂肪小体。

2. **血浆蛋白** 血浆总蛋白低于正常，白蛋白≤25g/L。

3. **血脂** 血清胆固醇>5.7mmol/L。

4. **肾功能检查** 一般正常。

5. **血清补体测定** 微小病变型 NS 或单纯性 NS 血清补体正常，肾炎性 NS 补体可下降。

6. **肾穿刺活组织检查** 激素耐药、频繁复发、激素依赖的难治性肾病和先天性肾病应行肾活检，以明确病理类型，指导治疗，估计预后。

（五）西医治疗

1. 一般治疗

（1）休息：除高度水肿、并发感染者外，一般不需绝对卧床。病情缓解后活动量逐渐增加，但应避免过劳。

（2）饮食：显著水肿和严重高血压时应短期限制水钠摄入，病情缓解后不必继续限盐。供给优质蛋白如乳、蛋、鱼、瘦肉等。此外应补充足够的钙剂和维生素 D。

2. 对症治疗

（1）利尿：水肿严重、合并高血压者可给予氢氯噻嗪、螺内酯、呋塞米等利尿剂。对利尿剂无效且血浆蛋白过低者，可给予低分子右旋糖酐扩容，内加多巴胺静滴，滴毕静脉给予呋塞米。大剂量利尿需注意水、电解质紊乱，如低钾及低血容量休克等并发症。

（2）防治感染：注意皮肤清洁，避免交叉感染。

3. 肾病综合征初治病例治疗

（1）诱导缓解阶段：采用足量泼尼松/泼尼松

龙每日 2mg/kg，全日量不超 60mg，分 3 次口服，尿蛋白转阴后改为每晨顿服，疗程 4 周。

（2）巩固维持阶段：采用隔日晨顿服 2mg/kg，继续用药 4 周，以后每两周减量 2.5~5mg，直至停药。一般总疗程 9~12 个月。

神经系统疾病

癫　痫

（一）概念

癫痫是由多种原因引起的脑部慢性疾患，临床表现为意识、运动、感觉、认知及自主神经功能等方面的障碍。癫痫可发生于任何年龄，半数以上起病于 10 岁以内。

（二）辨证论治

1. **惊痫**　治法：镇惊安神；方药：镇惊丸加减。

2. **风痫**　治法：息风定痫；方药：定痫丸加减。

3. **痰痫** 治法：涤痰开窍；方药：涤痰汤加减。

4. **瘀血痫** 治法：活血化瘀，通窍息风；方药：通窍活血汤加减。

5. **脾虚痰盛** 治法：健脾化痰；方药：六君子汤加味。

6. **脾肾两虚** 治法：补益脾肾；方药：河车八味丸加减。

（三）诊断依据

病史、脑电图检查是诊断小儿癫痫的主要依据。也可结合脑电图进行综合分析。体检、神经影像学检查有利于分析病因、发现病灶，必要时可进行代谢病筛查及脑脊液、染色体、血生化等检查。

（四）辅助检查

1. 脑电图。

2. 长程监测脑电图。

3. 神经影像学检查。

（五）西医治疗

1. 抗癫痫药物选择

抗癫痫药的选择主要取决于发作类型。

2. 癫痫持续状态的治疗

（1）快速控制发作：首选苯二氮䓬类药物，如地西泮、劳拉西泮或氯硝西泮。

（2）支持治疗：保持呼吸通畅，吸氧；维持生命功能，保护脑和其他重要脏器功能，防治并发症；针对病因治疗；发作停止后，给予抗癫痫药物以防再发。

病毒性脑炎

（一）概念

病毒性脑炎是由多种病毒感染引起的脑实质的炎症。以发热、头痛、呕吐、意识障碍或精神异常为主要临床表现。病情轻重不一，轻者可自然缓解，危重者可有死亡或后遗症。如果脑膜同时受累则称为病毒性脑膜脑炎。

（二）辨证论治

1. **痰热壅盛**　治法：泻火涤痰；方药：清瘟败毒饮加减。

2. **痰蒙清窍**　治法：涤痰开窍；方药：涤痰汤加减。

3. **瘀阻血络**　治法：涤痰通络，活血化瘀；方药：指迷茯苓丸合桃红四物汤加减。

（三）诊断依据

病毒性脑炎的诊断主要根据病毒感染的流行病史、临床表现、相应的脑脊液改变和病原学鉴定。应注意排除颅内其他非病毒感染、Reye 综合征等急性脑部疾病。

（四）辅助检查

1. **脑脊液检查**。

2. **病原学检查**。

3. **脑电图检查**。

4. **影像检查**。

（五）西医治疗

1. **对症和支持治疗**　①注意营养供给，维持水和电解质平衡。②重症患儿应注意呼吸道和心血管功能的监护与支持。③积极控制脑水肿和颅内高压。④控制惊厥发作。

2. **抗病毒治疗**　疱疹病毒脑炎宜尽早使用阿昔洛韦。

3. **肾上腺皮质激素的应用**　对重症、急性期的病例，应考虑用肾上腺皮质激素制剂，如地塞米松，可减轻炎症、水肿，降低血管通透性。但不宜长期使用，一般不超过5天。

4. 其他 还可酌情选用干扰素和丙种球蛋白等。

造血系统疾病

营养性缺铁性贫血

（一）概念

营养性缺铁性贫血是由于体内铁缺乏，使血红蛋白合成减少，临床以小细胞低色素性贫血、血清铁蛋白减少和铁剂治疗有效为特点的贫血症。6个月~2岁幼儿发病率高，严重危害幼儿健康，是我国重点防治的幼儿常见病之一。

（二）辨证论治

1. 脾胃虚弱 治法：健运脾胃，益气养血；方药：六君子汤加减。

2. 心脾两虚 治法：补脾养心，益气生血；方药：归脾汤加减。

3. **肝肾阴虚** 治法：滋养肝肾，益精生血；方药：左归丸加减。

4. **脾肾阳虚** 治法：温补脾肾，益精养血；方药：右归丸加减。

（三）诊断依据

根据喂养史、临床表现和血常规特点，一般可做出初步诊断。进一步做有关铁代谢的生化检查有确切意义，必要时可做骨髓检查。用铁剂治疗有效可证实诊断。

（四）辅助检查

1. **外周血象** 血常规示小细胞低色素性贫血。

2. **骨髓象** 有核红细胞增生活跃，粒红比例正常或红系增多，红系以中幼红细胞增多明显，各期红细胞胞体均小，胞质少，染色偏蓝，胞质成熟程度落后于胞核。

3. **有关铁代谢检查**

（1）血清铁蛋白 SF 值可较敏感地反映体内储存铁的情况。

（2）红细胞游离原卟啉合成增多。

（3）血清铁（SI）、总铁结合力（TIBC）和转铁蛋白饱和度（TS）这三项检查反映血浆中铁含量，通常在缺铁后期（表现明显小细胞低色素性贫血）才出现异常。

（4）**骨髓可染铁** 骨髓涂片观察红细胞内的铁粒细胞数，如<15%，提示细胞内铁减少。这是一项反映体内贮铁的敏感而可靠的指标。

（五）西医治疗

1. 去除病因

2. 铁剂治疗

（1）口服铁剂：应采用亚铁制剂口服补铁，利于铁的吸收。可同时口服维生素C促进铁吸收。牛奶、茶、咖啡及抗酸药等与铁剂同服均可影响铁的吸收。

（2）注射铁剂：对口服不耐受或胃肠道疾病影响铁的吸收时，可用注射铁剂，常用的有右旋糖酐铁复合物，肌内注射或静脉滴注。

3. 输红细胞适应证

（1）贫血严重，尤其并发心力衰竭。Hb在30g/L以下者，应采用等量换血方法；Hb在30～60g/L者，可输注4～6mL/kg浓缩红细胞；Hb在

60g/L 以上，不必输红细胞。

（2）合并感染者。

（3）急需外科手术者。

免疫性血小板减少症

（一）概念

免疫性血小板减少症是儿童最常见的出血性疾病，既往称为特发性血小板减少性紫癜（ITP）。其临床特点为皮肤、黏膜自发性出血，血小板减少，出血时间延长和血块收缩不良，束臂试验阳性。

（二）辨证论治

1. **风热伤络**　治法：疏风清热，凉血止血；方药：银翘散加减。

2. **血热伤络**　治法：清热解毒，凉血止血；方药：犀角地黄汤加减。

3. **气不摄血**　治法：益气健脾，摄血养血；方药：归脾汤加减。

4. **阴虚火旺**　治法：滋阴清热，凉血宁络；方药：大补阴丸合茜根散加减。

5. **瘀血阻络**　治法：活血化瘀，养血补气；方药：桃红四物汤加减。

（三）诊断依据

血小板减少临床以出血为主要症状，无明显肝、脾及淋巴结肿大，血小板计数<$100×10^9$/L，骨髓中巨核细胞正常或增多，伴成熟障碍，并除外其他引起血小板减少的疾病诊断。

（四）辅助检查

1. **血液检查。**

2. **骨髓象。**

3. **血小板抗体测定。**

4. **束臂试验阳性。**

（五）西医治疗

1. **一般疗法。**

2. **ITP 的一线治疗**　①肾上腺皮质激素。②大剂量静脉注射滴注丙种球蛋白。

3. **ITP 的二线治疗。**

4. **ITP 的紧急治疗。**

结缔组织病及免疫性疾病

过敏性紫癜

（一）概念

过敏性紫癜又称亨-舒综合征，是一种以小血管炎为主要病变的全身性血管炎综合征。以皮肤紫癜、关节肿痛、腹痛、便血及血尿、蛋白尿为主要临床表现。

（二）辨证论治

1. **风热伤络**　治法：疏风清热，凉血止血；方药：银翘散加减。

2. **血热妄行**　治法：清热解毒，凉血化斑；方药：犀角地黄汤加减。

3. **湿热痹阻**　治法：清热利湿，通络止痛；方药：四妙丸加减。

4. **阴虚火旺**　治法：滋阴补肾，活血化瘀；方药：大补阴丸加减。

5. **气虚血瘀**　治法：补中益气，化瘀止血；

方药：补中益气汤加减。

（三）诊断依据

过敏性紫癜主要依靠典型的皮肤紫癜，或同时伴腹痛、便血、关节肿痛、肾损害等表现来进行判断。

（四）辅助检查

1. 外周血象 白细胞总数正常或增加，分类中嗜酸性粒细胞可增高；血小板计数正常或升高；出血和凝血时间正常；血块收缩试验正常；部分患儿毛细血管脆性试验阳性，血沉轻度增快。

2. 尿常规 肾脏受累时可出现镜下血尿及蛋白尿，重症有肉眼血尿。

3. 大便常规 有消化道症状，如腹痛患儿，大便隐血试验可阳性。

4. 免疫学检查 约半数患者 IgA 水平升高，IgG、IgM 水平升高或正常，补体 C_3、C_4 正常或升高。抗核抗体及 RF 阴性。

（五）西医治疗

1. 对症治疗。

2. 肾上腺皮质激素与免疫抑制剂 激素的使用对缓解严重的血管神经水肿、关节痛、腹痛有效。一般采用短程用药。

3. 抗凝治疗 阿司匹林、潘生丁。以过敏性紫癜肾炎为主要表现时可选用肝素钠。

营养性疾病

维生素 D 缺乏性佝偻病

（一）概念

维生素 D 缺乏性佝偻病是小儿体内维生素 D 不足致使钙磷代谢紊乱产生的一种以骨骼病变为特征的全身慢性营养性疾病。以正在生长的长骨干骺端软骨板不能正常钙化而致骨骼病变为其特征。

（二）辨证论治

1. 肺脾气虚 治法：健脾益气，补肺固表；方药：人参五味子汤加减。

2. 脾虚肝旺 治法：培土抑木，镇惊安神；方药：益脾镇惊散加减。

3. 脾肾亏虚 治法：健脾补肾，填精补髓；方药：补肾地黄丸加减。

4. **肾虚骨弱**　治法：补肾填精，强筋壮骨；方药：补天大造丸加减。

（三）诊断依据

根据维生素 D 摄入不足或日光照射不足病史，佝偻病的症状和体征，结合血生化和骨骼 X 线改变可进行诊断。早期表现的多汗、烦躁等神经兴奋性增高，症状缺乏特异性，是早期诊断最为可靠的指标。

（四）辅助检查

1. **25-（OH）D_3 检测**　25-（OH）D_3 是维生素 D_3 在血浆中的主要存在形式，正常值为 25～125nmol/L（10～80μg/mL），佝偻病早期血清 25-（OH）D_3 即明显降低，当<8μg/mL 时可诊断为维生素 D 缺乏症。

2. **血清钙、磷测定**　血钙正常或降低，血磷<40mg/dL。

3. **血清碱性磷酸酶测定**　在佝偻病激期时增高明显，但血清碱性磷酸酶受众多因素影响，故不作为判断维生素 D 营养状况的指标。

4. **X 线检查**　在佝偻病激期，长骨片显示骨端钙化带消失，呈杯口状、毛刷状改变，骨骺软骨带增宽，骨质疏松，骨皮质变薄，可有骨干弯曲畸形或青枝骨折，骨折可无临床症状。

（五）西医治疗

1. **维生素 D 制剂** 以口服为主，治疗 1 个月后应复查，如临床表现、血生化检查和骨骼 X 线改变无恢复征象，应与抗维生素 D 佝偻病相鉴别。

2. **其他治疗** 可适当补充钙剂。

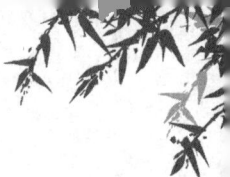

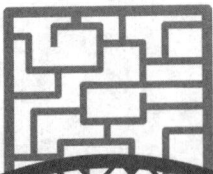

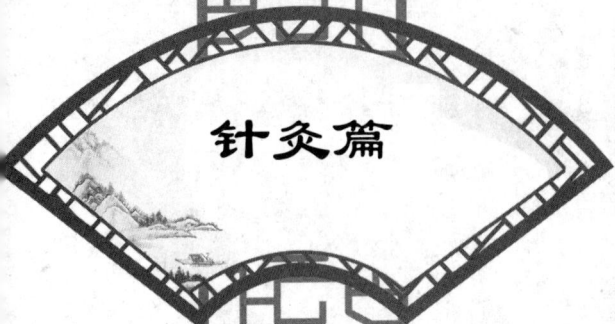

针灸篇

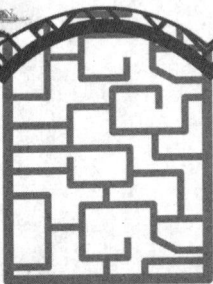

经络腧穴

手太阴肺经

（一）经脉循行

肺手太阴之脉，起于中焦，下络大肠，还循胃口，上膈属肺。从肺系，横出腋下，下循臑内，行少阴、心主之前，下肘中，循臂内上骨下廉，入寸口，上鱼，循鱼际，出大指之端。其支者：从腕后，直出次指内廉，出其端。

（二）常用腧穴

1. **中府** 在胸前壁的外上方，前正中线旁开 6 寸，平第 1 肋间隙处。

2. **尺泽** 在肘横纹中，肱二头肌腱桡侧凹陷处。

3. **孔最** 尺泽穴与太渊穴的连线上，腕横纹上 7 寸处。

4. **列缺** 桡骨茎突上方，腕横纹上 1.5 寸，当肱桡肌与拇长展肌腱之间。

5. **太渊**　在腕掌侧横纹桡侧，桡动脉搏动的桡侧凹陷处。

6. **鱼际**　在第 1 掌骨中点桡侧，赤白肉际处。

7. **少商**　拇指桡侧，指甲根角旁 0.1 寸。

手阳明大肠经

（一）经脉循行

大肠手阳明之脉，起于大指次指之端，循指上廉，出合谷两骨之间，上入两筋之中，循臂上廉，入肘外廉，上臑外前廉，上肩，出髃骨之前廉，上出于柱骨之会上，下入缺盆，络肺，下膈，属大肠。

其支者：从缺盆上颈，贯颊，入下齿中；还出夹口，交人中——左之右、右之左，上挟鼻孔。

（二）常用腧穴

1. **商阳**　食指末节桡侧，指甲根角旁 0.1 寸。

2. **合谷**　在手背，第 1、2 掌骨间，当第 2 掌骨桡侧的中点处。

3. **阳溪**　腕背横纹桡侧，手拇指向上翘起时，当拇短伸肌腱与拇长伸肌腱之间的凹陷中。

4. **手三里**　在阳溪穴与曲池穴连线上，肘横纹下 2 寸。

5. **曲池**　屈肘呈直角，在肘横纹外侧端与肱骨外上髁连线中点。

6. **肩髃**　肩峰端下缘，当肩峰与肱骨大结节之间，三角肌上部中央。臂外展或平举时，肩部出现两个凹陷，当肩峰前下方凹陷处。

7. **迎香**　在鼻翼外缘中点旁，当鼻唇沟中。

足阳明胃经

（一）经脉循行

胃足阳明之脉，起于鼻之交頞中，旁纳太阳之脉，下循鼻外，入上齿中，还出夹口，环唇，下交承浆，却循颐后下廉，出大迎，循颊车，上耳前，过客主人，循发际，至额颅。

其支者：从大迎前，下人迎，循喉咙，入缺盆，下膈，属胃，络脾。

其直者：从缺盆下乳内廉，下夹脐，入气街中。

其支者：起于胃口，下循腹里，下至气街中而合，以下髀关，抵伏兔，下膝膑中，下循胫外廉，下足跗，入中指内间。

其支者：下膝三寸而别，下入中趾外间；

其支者：别跗上，入大趾，出其端。

（二）常用腧穴

1. **四白** 目正视，瞳孔直下，当眶下孔凹陷处。

2. **地仓** 口角旁约 0.4 寸，上直对瞳孔。

3. **颊车** 在下颌角前上方约 1 横指，按之凹陷处，当咀嚼时咬肌隆起最高点处。

4. **下关** 在耳屏前，下颌骨髁状突前方，当颧弓与下颌切迹所形成的凹陷中。合口有孔，张口即闭，宜闭口取穴。

5. **头维** 当额角发际上 0.5 寸，头正中线旁，距神庭 4.5 寸。

6. **梁门** 当脐中上 4 寸，前正中线旁开 2 寸。

7. **天枢** 脐中旁开 2 寸。

8. **归来** 脐中下 4 寸，前正中线旁开 2 寸。

9. **梁丘** 屈膝，在髂前上棘与髌骨外侧上缘连线上，髌骨外上缘上 2 寸。

10. **犊鼻** 屈膝，在髌韧带外侧凹陷处。

11. **足三里**　犊鼻穴下 3 寸，胫骨前嵴外 1 横指处。

12. **下巨虚**　上巨虚穴下 3 寸。

13. **丰隆**　外踝尖上 8 寸，条口穴外 1 寸，胫骨前嵴外 2 横指（中指）处。

14. **内庭**　足背第 2、3 趾间缝纹端。

足太阴脾经

（一）经脉循行

脾足太阴之脉，起于大指之端，循指内侧白肉际，过核骨后，上内踝前廉，上腨内，循胫骨后，交出厥阴之前，上膝股内前廉，入腹，属脾，络胃，上膈，夹咽，连舌本，散舌下。

其支者：复从胃，别上膈，注心中（脾之大络，名曰大包，出渊腋下三寸，布胸胁）。

（二）常用腧穴

1. **隐白**　足大趾内侧趾，甲根角旁 0.1 寸。

2. **公孙**　第 1 跖骨基底的前下方，赤白肉际处。

3. **三阴交**　足内踝尖上 3 寸，胫骨内侧面后缘。

4. **地机**　在内踝尖与阴陵泉的连线上，阴陵泉下3寸。

5. **阴陵泉**　胫骨内侧髁后下方凹陷处。

6. **血海**　屈膝，髌骨内上缘上2寸，当股四头肌内侧头的隆起处。

手少阴心经

（一）经脉循行

心手少阴之脉，起于心中，出属心系，下膈，络小肠。

其支者，从心系，上夹咽，系目系。

其直者：复从心系，却上肺，下出腋下，下循臑内后廉，行太阴、心主之后，下肘内，循臂内后廉，抵掌后锐骨之端，入掌内后廉，循小指之内，出其端。

（二）常用腧穴

1. **通里**　腕横纹上1寸，尺侧腕屈肌腱的桡侧缘。

2. **阴郄**　腕横纹上0.5寸，当尺侧腕屈肌腱的桡侧缘。

3. **神门** 腕横纹尺侧端，尺侧腕屈肌腱的桡侧凹陷处。

手太阳小肠经

（一）经脉循行

小肠手太阳之脉，起于小指之端，循手外侧上腕，出踝中，直上循臂骨下廉，出肘内侧两骨之间，上循臑外后廉，出肩解，绕肩胛，交肩上，入缺盆，络心，循咽下膈，抵胃，属小肠。

其支者：从缺盆循颈，上颊，至目锐眦，却入耳中。

其支者，别颊上䪼，抵鼻，至目内眦，斜络于颧。

（二）常用腧穴

1. **后溪** 微握拳，第 5 掌指关节后侧掌横纹头赤白肉际。

2. **天宗** 肩胛骨冈下窝中央凹陷处，约当肩胛冈下缘与肩胛下角之间的上 1/3 处取穴。

3. **颧髎** 目外眦直下，颧骨下缘凹陷处。

4. **听宫** 耳屏前，下颌骨髁状突的后方，张口时呈凹陷处。

足太阳膀胱经

（一）经脉循行

膀胱足太阳之脉，起于目内眦，上额，交颠。

其支者：从颠至耳上角。

其支者：从颠入络脑，还出别下项，循肩髆内，夹脊抵腰中，入循膂，络肾，属膀胱。

其支者：从腰中，下夹脊，贯臀，入腘中。

其支者：从髆内左右别下贯胛，夹脊内，过髀枢，循髀外后廉下合腘中——以下贯腨内，出外踝之后，循京骨至小趾外侧。

（二）常用腧穴

1. **睛明** 目内眦角稍上方凹陷处。
2. **攒竹** 当眉头凹陷中，约在目内眦直上。
3. **肺俞** 第 3 胸椎棘突下，旁开 1.5 寸。
4. **心俞** 第 5 胸椎棘突下，旁开 1.5 寸。
5. **膈俞** 第 7 胸椎棘突下，旁开 1.5 寸。

6. **肝俞** 第9胸椎棘突下，旁开1.5寸。

7. **胆俞** 第10胸椎棘突下，旁开1.5寸。

8. **脾俞** 第11胸椎棘突下，旁开1.5寸。

9. **胃俞** 第12胸椎棘突下，旁开1.5寸。

10. **肾俞** 第2腰椎棘突下，旁开1.5寸。

11. **大肠俞** 第4腰椎棘突下，旁开1.5寸。

12. **膀胱俞** 第2骶椎棘突下，旁开1.5寸，约平第2骶后孔。

13. **次髎** 第2骶后孔中，约当髂后上棘与后正中线之间。

14. **委中** 在腘横纹中点，当股二头肌腱与半腱肌腱的中间。

15. **秩边** 平第4骶后孔，骶正中嵴旁开3寸。

16. **承山** 在小腿后面正中，当伸直小腿或足跟上提时，腓肠肌两肌腹之间凹陷的顶端处，约在委中穴与昆仑穴连线之中点。

17. **昆仑** 外踝尖与跟腱之间的凹陷处。

足少阴肾经

（一）经脉循行

肾足少阴之脉，起于小指之下，邪走足心，出于然谷之下，循内踝之后，别入跟中，以上腨内，出腘内廉，上股内后廉，贯脊属肾，络膀胱。

其直者：从肾上贯肝、膈，入肺中，循喉咙，夹舌本。

其支者：从肺出，络心，注胸中。

（二）常用腧穴

1. **涌泉**　足趾跖屈时，约当足底（去趾）前1/3凹陷处。

2. **太溪**　内踝高点与跟腱后缘连线的中点凹陷处。

3. **照海**　内踝高点正下缘凹陷处。

手厥阴心包经

（一）经脉循行

心主手厥阴心包络之脉，起于胸中，出属心包络，下膈，历络三焦。

其支者，循胸出胁，下腋三寸，上抵腋下，循臑内，行太阴、少阴之间，入肘中，下臂，行两筋之间，入掌中，循中指，出其端。

其支者，别掌中，循小指次指出其端。

（二）常用腧穴

1. **间使** 腕横纹上 3 寸。掌长肌腱与桡侧腕屈肌腱之间。

2. **内关** 腕横纹上 2 寸。掌长肌腱与桡侧腕屈肌腱之间。

3. **大陵** 腕掌横纹的中央，当掌长肌腱与桡侧腕屈肌腱之间。

4. **劳宫** 掌心横纹中，第 2、3 掌骨中间。

手少阳三焦经

（一）经脉循行

三焦手少阳之脉，起于小指次指之端，上出两指之间，循手表腕，出臂外两骨之间，上贯肘，循臑外上肩，而交出足少阳之后，入缺盆，布膻中，散络心包，下膈，遍属三焦。

其支者：从膻中上，出缺盆，上项，系耳后，直上出耳上角，从屈下颊至䪼。

其支者：从耳后入耳中，出走耳前，过客主人前，交颊，至目锐眦。

（二）常用腧穴

1. **中渚**　手背，第4、5掌骨小头后缘之间凹陷处。

2. **外关**　腕背横纹上2寸，尺骨与桡骨正中间。

3. **支沟**　腕背横纹上3寸，尺骨与桡骨正中间。

4. **肩髎**　肩峰后下方，上臂外展时，当肩髃穴后寸许凹陷中。

5. **翳风**　乳突前下方与下颌角之间的凹陷中。

6. **耳门**　耳屏上切迹前，下颌骨髁状突后缘，张口有凹陷处。

7. **丝竹空**　眉梢凹陷处。

足少阳胆经

（一）经脉循行

胆足少阳之脉，起于目锐眦，上抵头角，下耳后，循颈，行手少阳之前，至肩上，却交出手少阳之后，入缺盆。

其支者，从耳后入耳中，出走耳前，至目锐眦后。

其支者，别锐眦，下大迎，合于手少阳，抵于䐉，下夹颊车，下颈，合缺盆，以下胸中，贯膈，络肝，属胆，循胁里，出气街，绕毛际，横入髀厌中。

其直者，从缺盆下腋，循胸，过季胁，下合髀厌中。以下循髀阳，出膝外廉，下外辅骨之前，直下抵绝骨之端，下出外踝之前，循足跗上，入小指次指之间；

其支者，别跗上，入大指之间，循大指歧骨内，出其端，还贯爪甲，出三毛。

（二）常用腧穴

1. **瞳子髎** 目外眦外侧约 0.5 寸，眶骨外缘凹陷处。

2. **听会** 耳屏间切迹前，下颌骨髁状突后缘，张口凹陷处。

3. **风池** 胸锁乳突肌与斜方肌上端之间的凹

陷中，平风府穴。

4. **肩井** 肩上大椎穴与肩峰连线的中点。

5. **环跳** 侧卧屈股，当股骨大转子高点与骶管裂孔连线的外 1/3 与内 2/3 交点处。

6. **阳陵泉** 腓骨小头前下方凹陷中。

7. **悬钟** 外踝高点上 3 寸，腓骨前缘。

8. **丘墟** 外踝前下方，趾长伸肌腱的外侧凹陷处。

足厥阴肝经

（一）经脉循行

肝足厥阴之脉，起于大指丛毛之际，上循足跗上廉，去内踝一寸，上踝八寸，交出太阴之后，上腘内廉，循股阴，入毛中，环阴器，抵小腹，夹胃，属肝，络胆，上贯膈，布胁肋，循喉咙之后，上入颃颡，连目系，上出额，与督脉会于颠。

其支者，从目系下颊里，环唇内。

其支者，复从肝别贯膈注肺。

（二）常用腧穴

1. **大敦**　在足大趾外侧，趾甲跟角侧后约0.1寸。

2. **行间**　足背，当第1、2趾间的趾蹼缘上方纹头处。

3. **太冲**　足背，第1、2跖骨结合部之前凹陷处。

4. **曲泉**　屈膝，当膝内侧面横纹头上方，半腱肌、半膜肌止端前缘凹陷中。

5. **章门**　第11肋游离端的下际。

6. **期门**　乳头直下，第6肋间隙，前正中线旁开4寸。

督　脉

（一）经脉循行

督脉者，起于下极之输，并于脊里，上至风府，入属于脑。

（二）常用腧穴

1. **长强**　跪伏或胸膝位，当尾骨尖端与肛门连线的中点处。

2. **腰阳关** 后正中线上，第 4 腰椎棘突下凹陷中，约与髂嵴相平。

3. **命门** 当后正中线上，第 2 腰椎棘突下凹陷中。

4. **大椎** 在后正中线上，第 7 颈椎棘突下凹陷中。

5. **风府** 正坐，头微前倾，后正中线上，入后发际上 1 寸。

6. **百会** 后发际正中直上 7 寸，或当头部正中线与两耳尖连线的交点处。

7. **水沟** 人中沟的上 1/3 与中 1/3 交点处。

任　脉

（一）经脉循行

任脉者，起于中极之下，以上毛际，循腹里，上关元，至咽喉，上颐，循面，入目。

（二）常用腧穴

1. **中极** 前正中线上，脐下 4 寸。

2. **关元** 前正中线上，脐下 3 寸。

3. **气海** 前正中线上，脐下 1.5 寸。

4. **神阙** 脐窝中央。

5. **中脘** 前正中线上，脐上 4 寸。

6. **膻中** 当前正中线上，平第 4 肋间隙；或两乳头连线与前正中线的交点处。

7. **天突** 胸骨上窝正中。

8. **承浆** 颏唇沟的正中凹陷处。

经外奇穴

1. **安眠** 在项部，当翳风穴与风池穴两穴连线的中点。

2. **子宫** 在下腹部，当脐中下 4 寸，中极旁开 3 寸。

3. **八邪** 在手背侧，微握拳，第 1 至第 5 指间，指蹼缘后方赤白肉际处，左右共 8 个穴位。

4. **胆囊** 在小腿外侧上部，当腓骨小头前下方凹陷处（阳陵泉）直下 2 寸。

5. **球后** 在面部，当眶下缘外 1/4 与内 3/4 交界处。

常用针灸手法

基本刺法

（一）持针法

持针法包括二指持针法、三指持针法、四指持针法、持针体法、双手持针法。

（二）进针法

1. 单手进针法。

2. 双手进针法包括指切进针法、夹持进针法、舒张进针法、提捏进针法。

3. 针管进针法。

（三）角度、方向和深度

1. **角度**　直刺90°，斜刺45°，平刺<15°。

2. **方向**　依经脉循行、腧穴位置、病情治疗需要定方向。

3. **深度**　依年龄、体质、病情、部位灵活掌握。

（四）行针手法

1. **基本手法** 提插法、捻转法。

2. **辅助手法** 循法、弹法、刮法、摇法、飞法、震颤法。

补泻手法

（一）单式补泻手法

1. 基本补泻

（1）捻转补泻。

（2）提插补泻。

2. 其他补泻

（1）疾徐补泻。

（2）迎随补泻。

（3）呼吸补泻。

（4）开阖补泻。

（5）平补平泻。

（二）复式补泻手法

1. 烧山火。

2. 透天凉。

常见病针灸治疗

头 痛

（一）针灸选穴

1. 主穴

（1）阳明头痛：上星、印堂、阳白、合谷、内庭。

（2）少阳头痛：太阳、率谷、悬颅、外关、侠溪。

（3）太阳头痛：天柱、后顶、风池、阿是、后溪、申脉。

（4）厥阴头痛：百会、前顶、通天、内关、太冲。

2. 配穴

外感头痛：配风池、风府。肝阳头痛：配行间、太溪。血虚头痛：配三阴交、足三里。痰浊头痛：配丰隆、中脘。瘀血头痛：配血海、膈俞。

（二）其他治疗

1. **耳针法**　选枕、额、脑、神门，毫针刺，或埋针，或王不留行籽压丸。

2. **皮肤针法**　用皮肤针叩刺太阳、印堂及头痛处。

2. **穴位注射**　1%盐酸普鲁卡因或维生素 B_{12}，常规注射风池穴。

落　枕

（一）针灸选穴

1. **主穴**

天柱、阿是、肩井、后溪、悬钟、外劳宫。

2. **配穴**

督脉、太阳经证：配大椎、申脉。少阳经证：配风池、肩井。

（二）其他治疗

1. **耳穴**　选颈、颈椎、神门。

2. **拔罐**　在患侧项背部行闪罐法，应顺着肌肉走行进行拔罐。

漏肩风

（一）针灸选穴

1. 主穴

肩髃、肩髎、肩贞、肩前、阿是。

2. 配穴

手阳明经证：配合谷、条口。手少阳经证：配外关、阳陵泉。手太阳经证：配后溪、昆仑。手太阴经证：配列缺。

（二）其他治疗

1. 刺络拔罐法　肩部阿是刺络拔罐。

2. 小针刀疗法　肩关节出现粘连时在局麻下将小针刀刺入痛点，可触及硬结及条索状物，顺肌纤维走行方向剥离松解粘连。

3. 电针　局部加远端，选密波或疏密波。

4. 穴位注射法　肩部阿是注射当归注射液。

肘 劳

（一）针灸选穴

1. 主穴

阿是。

2. 配穴

手阳明经证：配曲池、合谷。手少阳经证：配天井、外关。手太阳经证配小海、阴谷。

（二）其他治疗

1. **刺络拔罐法** 阿是刺络拔罐。
2. **小针刀疗法** 松解肌腱附着点的粘连。
3. **穴位注射法** 肩部阿是当归注射液。

腰 痛

（一）针灸选穴

1. 主穴

阿是、大肠俞、委中。

2. 配穴

寒湿腰痛：配腰阳关。瘀血腰痛：配膈俞。肾虚腰痛：配肾俞。督脉腰痛：配腰夹脊、后溪。膀胱经腰痛：配志室、昆仑。腰骶部痛：配次髎、腰俞。腰眼部痛：配腰眼。

（二）其他治疗

1. **耳针法**　腰骶椎、肾、膀胱、神门。

2. **皮肤针法**　阿是用梅花针叩刺出血，加拔火罐。

中　风

（一）针灸选穴

中经络

1. 主穴

水沟、内关、极泉、尺泽、委中、三阴交。

2. 配穴

风痰阻络：配丰隆、合谷。风阳上扰：配太冲、太溪。痰热腑实：配曲池、内庭、丰隆。气虚络瘀：配气海、血海、足三里。阴虚风动：配太溪、风池。上肢不遂：配肩髃、手三里、合谷。手指不伸：配腕骨。下肢不遂：配环跳、足三里、阳陵泉、悬钟、太冲。病侧肢体拘挛者，肘部：配曲泽；腕部：配大陵。足内翻：配丘墟透照海。口角㖞斜：配颊车、地仓、合谷、太冲。语言謇涩：配廉泉、通里、哑门。头晕：配风池、完骨、天柱。复视：配风池、天柱、睛明、球后。便秘：配水道、归来、丰隆、支沟。尿失禁、尿潴留：配中极、曲骨、关元。

中脏腑

1. 主穴

水沟、内关。

2. 配穴

闭证配：十二井穴、太冲、合谷。脱证配：关元、气海、神阙。

(二) 其他治疗

1. 头针法 对侧顶颞前斜线、顶旁1线、顶旁2线。

2. 电针法 患侧上下肢体各选一组穴位，得气后留针，肌肉轻微颤为度。

面 瘫

(一) 针灸选穴

1. 主穴

攒竹、阳白、四白、颧髎、颊车、地仓、合谷。

2. 配穴

风寒外袭：配风池。风热侵袭：配曲池。气血不足：配足三里、气海。舌麻、味觉减退：配廉泉。抬眉困难：配攒竹。鼻唇沟变浅：配迎香。人中沟㖞斜：配水沟。颏唇沟㖞斜：配承浆。流泪：配太冲。

（二）其他治疗

1. **皮肤针** 阳白、颧髎、地仓、颊车、翳风。

2. **刺络拔罐法** 阳白、颧髎、地仓、颊车。

3. **电针法** 太阳、阳白、地仓、颊车。

4. **穴位贴敷法** 太阳、阳白、颧髎、地仓、颊车。

不 寐

（一）针灸选穴

1. 主穴

印堂、照海、申脉、神门、安眠、四神聪。

2. 配穴

肝火扰心：配行间、侠溪。痰热内扰：配丰隆、内庭。心脾两虚：配心俞、脾俞。心肾不交：

配心俞、肾俞。心胆气虚：配心俞、胆俞。

（二）其他治疗

1. **耳针法**　心、肾、肝、脾、胆、神门、垂前、皮质下、耳背心。

2. **皮肤针法**　自项至腰部督脉和足太阳经背部第1侧线，用梅花针自上而下叩刺。

3. **电针法**　四神聪、太阳。

4. **拔罐**　自项至腰部足太阳经，用火罐自上而下行走罐，以背部潮红为度。

感　冒

（一）针灸选穴

1. 主穴

列缺、合谷、风池、大椎、太阳。

2. **配穴**

风寒感冒：配风门、肺俞。风热感冒：配曲池、尺泽。暑湿证：配足三里、中脘。素体气虚：配足三里、气海。头痛：配印堂、头维。鼻塞：配迎香。咳嗽：配肺俞、天突。咽喉肿痛：配少商、商阳。全身酸痛：配身柱。

（二）其他治疗

1. **耳针法**　肺、内鼻、下屏尖、额。

2. **拔火罐法**　大椎、大抒、肺俞、身柱，留罐或闪罐。

3. **刺络拔罐法**　大椎、风门、身柱、肺俞。

胃　痛

（一）针灸选穴

1. **主穴**

中脘、足三里、内关。

2. **配穴**

寒邪犯胃：配神阙、胃俞。饮食停滞：配天枢、梁门。肝气犯胃：配太冲、胃俞。气滞血瘀：配膻中、膈俞。脾胃虚寒：配神阙、气海、脾俞。胃阴不足：配胃俞、三阴交、太溪。

（二）其他治疗

1. **耳针法**　胃、十二指肠、脾、肝、神门、交感。

2. **穴位注射法**　用黄芪、丹参或当归注射液，注射中脘、脾俞、胃俞、肝俞、至阳。

呕 吐

（一）针灸选穴

1. 主穴

中脘、足三里、内关。

2. 配穴

外邪犯胃：配外关、合谷。食滞内停：配下脘、梁门。肝气犯胃：配太冲、期门。痰饮内阻：配丰隆、公孙。脾胃虚弱：配脾俞、胃俞。

（二）其他治疗

刺络拔罐法 中脘、膈俞、胃俞。

泄 泻

（一）针灸选穴

1. 主穴

天枢、水分、上巨虚、阳陵泉。

2. 配穴

寒湿内盛：配阴陵泉、脾俞。肠腑湿热：配曲池、下巨虚。食滞肠胃：配下脘、梁门。肝气乘脾：配期门、太冲。脾胃虚弱：配脾俞、足三里。肾阳虚衰：配肾俞、命门。水样便：配关元、下巨虚。

（二）其他治疗

耳针法 大肠、肝、胃、脾、肾、交感。

癃 闭

（一）针灸选穴

1. 主穴

中极、膀胱俞、秩边、三阴交、阴陵泉。

2. 配穴

膀胱湿热：配委中、行间。肝郁气滞：配蠡沟、太冲。浊瘀阻塞：配膈俞、血海。肺热壅盛：配肺俞、尺泽。肾气亏虚：配肾俞、大钟。脾气虚弱：配脾俞、足三里。

（二）其他治疗

1. 耳针法 膀胱、肾、三焦、肺、肝、脾、交感、神门、皮质下、腰骶椎。

2. 穴位贴敷法 用葱白、冰片、田螺或鲜青

蒿、甘草混合捣烂贴敷神阙。

痛 经

（一）针灸选穴

1. 主穴

中极、三阴交、次髎。

2. 配穴

气滞血瘀：配太冲、血海。寒凝血瘀：配关元、归来。气血虚弱：配气海、血海。肾气亏虚：配肾俞、太溪。

（二）其他治疗

1. **耳针法**　内分泌、内生殖器、肝、肾、皮质下、神门。

2. **穴位注射法**　用2%普鲁卡因或当归注射液，注射中极、关元、次髎、关元俞。

带下病

（一）针灸选穴

1. 主穴

中极、阴陵泉、带脉、白环俞。

2. 配穴

湿热下注：配水道、次髎。脾虚湿盛：配脾俞、足三里。肾虚不固：配肾俞、关元。

（二）其他治疗

1. **耳针法**　内生殖器、内分泌、膀胱、脾、肾、肝、三焦。

2. **刺络拔罐法**　十七椎、腰眼、八髎、血海、委阳、太冲，寻找瘀血络脉后，刺络拔罐。

缺　乳

（一）针灸选穴

1. 主穴

膻中、乳根、少泽。

2. 配穴

气血不足：配脾俞、胃俞。肝气郁结：配肝俞、太冲。

（二）其他治疗

1. **耳针法**　胸、内分泌、交感、肝、脾。

2. **皮肤针**　背部从肺俞至三焦俞及乳房周围。

疳 证

（一）针灸选穴

1. 主穴

中脘、足三里、四缝。

2. 配穴

疳气：配章门、脾俞。疳积：配下脘、天枢。干疳：配神阙、膏肓。大便下虫：配百虫窝、天枢。

（二）其他治疗

1. **捏脊法** 背部脊柱两侧。
2. **皮肤针法** 脾俞、胃俞、夹脊。

遗 尿

（一）针灸选穴

1. 主穴

关元、中极、三阴交。

2. 配穴

肾气不足：配肾俞、太溪。肺脾气虚：配肝

俞、脾俞。心肾失交：配通里、大钟。肝经郁热：配蠡沟、太冲。

（二）其他治疗

1. **耳穴**　膀胱、肾、皮质下、内分泌、尿道、神门。

2. **皮内针**　三阴交、肾俞。

蛇串疮

（一）针灸选穴

1. **主穴**

阿是、夹脊。

2. **配穴**

肝经郁热：配行间、侠溪。脾经湿热：配阴陵泉、内庭。

（二）其他治疗

皮肤针法　疱疹后遗神经痛可在局部用皮肤针叩刺后艾灸。

乳 痈

（一）针灸选穴

1. 主穴

期门、膻中、内关、肩井、乳根、少泽、内庭。

2. 配穴

肝郁甚者：配太冲。胃热甚者：配内庭。火毒盛者：配厉兑、大敦。

（二）其他治疗

1. 灸法　选阿是，用葱白或大蒜捣烂，铺于乳房患处，用艾条熏灸 20 分钟。

2. 三棱针法　背部肩胛区阳性反应点。

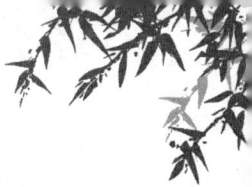

辅助检查
判读篇

实验室检查结果判读

血液学检查

（一）红细胞检测

1. 参考值

（1）红细胞计数。男：$(4.0\sim5.5)\times10^{12}/L$；女：$(3.5\sim5.0)\times10^{12}/L$；新生儿：$(6.0\sim7.0)\times10^{12}/L$。

（2）血红蛋白。男：$120\sim160g/L$；女：$110\sim150g/L$；新生儿：$180\sim190g/L$。

2. 红细胞和血红蛋白减少

（1）生理性：①孕妇妊娠中后期。②6个月至2岁婴幼儿生长发育。③老年人。

（2）病理性：①红细胞生成减少。②红细胞破坏过多。③失血。

3. 红细胞和血红蛋白增多

（1）相对性红细胞增多：大量出汗、连续呕吐等导致血浆容量减少。

（2）绝对性红细胞增多

继发性：①生理性增多：新生儿、高山居民、登山运动员、重体力劳动者等。②病理性增多：心肺疾病所致缺氧。

原发性：真性红细胞增多症。

（二）白细胞检测

1. 参考值

（1）白细胞总数。成人：$(4\sim10)\times10^9/L$；儿童：$(5\sim12)\times10^9/L$；新生儿：$(15\sim20)\times10^9/L$。

（2）分类计数。中性杆状核 $0.01\sim0.05$，中性分叶核 $0.50\sim0.70$；嗜酸性粒细胞 $0.005\sim0.05$；嗜碱性粒细胞 $0\sim0.01$；淋巴细胞：$0.20\sim0.40$；单核细胞：$0.03\sim0.08$。

2. 中性粒细胞

（1）中性粒细胞增多。①反应性粒细胞增多：感染、严重组织损伤、急性大出血或溶血、中毒、恶性肿瘤。②异常增生性粒细胞增多：急、慢性粒细胞性白血病、骨髓增殖性疾病。

（2）中性粒细胞减少。①某些感染：病毒感染、革兰阴性杆菌感染。②某些血液病：再生障碍性贫血、粒细胞缺乏症等。③药物及理化因素的作用。④自身免疫性疾病：如系统性红斑狼疮。⑤单核-吞噬细胞系统功能亢进。

3. 嗜酸性粒细胞

（1）嗜酸性粒细胞增多。①变态反应性疾病。②寄生虫病。③某些血液病。

（2）嗜酸性粒细胞减少。①伤寒、副伤寒。②应激状态。③休克。④库欣综合征。

4. 淋巴细胞

（1）淋巴细胞增多。①感染性疾病：主要为病毒感染。②某些血液病。③急性传染病的恢复期。④移植排斥反应。

（2）淋巴细胞减少。应用糖皮质激素、烷化剂、接触放射线、免疫缺陷性疾病、抗淋巴细胞球蛋白的治疗。

5. 单核细胞

某些感染、某些血液病单核细胞增多。

肝功能检查

（一）血清总蛋白、白蛋白（A）、球蛋白（G）和 A/G 比值测定

1. 参考值

血清总蛋白：60~80g/L；白蛋白：40~55g/L；球蛋白：20~30g/L；A/G 比值：1.5∶1~2.5∶1。

2. 临床意义

（1）血清总蛋白及白蛋白增高。各种原因所致的血液浓缩，肾上腺皮质功能减退。

（2）血清总蛋白及白蛋白减低。①蛋白质合成减少：肝脏病变。②营养不良。③蛋白丢失过多：肾病综合征等。④消耗增加：甲亢等。⑤血液稀释：水钠潴留或静脉补充过多的晶体溶液。

（3）血清总蛋白及球蛋白增高。①慢性肝脏疾病。②M 球蛋白血症。③自身免疫性疾病。④慢性炎症。

（4）血清球蛋白浓度降低。γ 球蛋白缺乏症、原发性低球蛋白血症、长期使用糖皮质激素或免疫抑制剂。

（5）A/G 倒置。严重肝功能损伤及 M 蛋白血症。

（二）谷丙转氨酶（ALT）及谷草转氨酶（AST）

1. 参考值

ALT：5~40U/L；AST：8~40U/L；ALT/AST≤1。

2. 临床意义

（1）肝脏疾病。①急性病毒性肝炎：ALT 与 AST 显著升高，ALT/AST>1。②慢性病毒性肝炎：ALT 与 AST 正常或轻度升高，ALT/AST>1。③重型肝炎：两者均升高，以 AST 为主。若黄疸进行性加深，酶活性反而降低，称为"胆-酶分离"，提示肝细胞严重坏死，预后不良。④淤胆型肝炎：转氨酶活性正常或轻度升高。⑤肝炎后肝硬化：转氨酶活性与肝细胞损伤程度有关。⑥非病毒性肝病：ALT 与 AST 正常或轻度升高，ALT/AST<1。

（2）急性心肌梗死：6 ~ 8 小时后 AST 开始升高。

（三）碱性磷酸酶（ALP）

1. 参考值

ALP：成人 40~110U/L；儿童<250U/L。

2. 临床意义

①胆道阻塞。②肝脏疾病。③骨骼疾病。

（四）γ~谷氨酰转移酶（γ~GT）

1. 参考值

γ~GT：<50U/L。

2. 临床意义

①肝脏疾病。②胆道阻塞。

乙型肝炎病毒标志物检测

序号	HBsAg	抗 HBs	HBeAg	抗 HBe	抗 HBc	HBVDNA	临床意义
1	+	−	+	~	+	+	急性或慢性乙肝，传染性强（大三阳）
2	+	−	~	~	+	+	急性或慢性乙肝，或慢性 HBsAg 携带者
3	+	−	~	+	+	+	急性乙肝恢复期，或慢性乙肝，传染性低（小三阳）

序号	HBsAg	抗 HBs	HBeAg	抗 HBe	抗 HBc	HBVDNA	临床意义
4	～	+	～	～	+	～	急性 HBV 感染恢复期，或既往感染乙肝，有免疫性
5	～	～	～	+	+	+	乙肝恢复期，传染性低
6	～	～	～	～	+	+	急性 HBV 感染诊断空白期，或 HBV 平静携带期
7	～	+	～	～	～	～	既往感染、接种过疫苗及乙型肝炎康复
8	～	+	～	+	+	～	急性乙肝恢复中，正在产生免疫性
9	～	～	～	～	～	～	排除乙型肝炎

肾功能检查

（一）血清肌酐（Cr）

1. 参考值

男性：44～132μmol/L；女性：70～106μmol/L。

辅助检查判读篇

2. 参考意义

（1）Cr 升高：见于肾小球功能减退。

（2）评估肾功能损害的程度：Cr 浓度与慢性肾衰竭的程度成正比。

（3）鉴别肾前性和肾实质性少尿：肾前性少尿 Cr 升高但很少超过 200μmol/L，肾实质性少尿常超过 200μmol/L。

（二）血清尿素（SU）

1. 参考值

成人：1.78~7.14mmol/L；儿童：1.8~6.5mmol/L。

2. 临床意义

（1）肾前性：各种导致肾灌注以及有效循环血量减少的原因。

（2）肾性：各种原因引起的肾小球滤过功能损伤。

（3）肾后性：前列腺增生症、尿路结石、膀胱肿瘤等。

（4）蛋白分解代谢亢进导致 SU 升高。

（三）血 β_2-微球蛋白（β_2-MG）

1. 参考值

血清 $1\sim2mg/L$。

2. 临床意义

（1）判断肾小球功能较灵敏的实验室指标。

（2）肾移植疗效判断。

（四）血尿酸（UA）

1. 参考值

男性：$150\sim416\mu mol/L$；女性：$89\sim357\mu mol/L$。

2. 临床意义

血尿酸值增高。①UA 排泄障碍：急慢性肾炎、肾结石等。②生成增加：慢性白血病、多发性骨髓瘤等。③高嘌呤饮食过多。④药物影响。

心电图判读

正常心电图

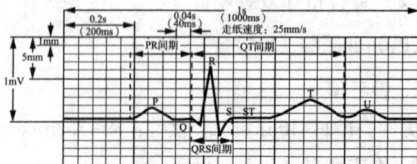

图 10-1 正常心电图

1. P 波

P 波反映左右心房除极。

（1）形态：多数导联呈钝圆形。

（2）方向：窦性 P 波在 aVR 导联倒置，Ⅰ、Ⅱ、aVF 和 $V_3 \sim V_6$ 导联直立，其余导联直立、低平、双向或倒置。

（3）时限：≤0.11s。

（4）振幅：肢体导联<0.25mV，胸导联<0.20mV。

2. PR 间期

PR 间期又称房室传导时间。

（1）时限：0.12~0.20s。

3. QRS 波群

QRS 波群反映左右心室除极。

（1）时限：一般为 0.06~0.10s。

（2）Q 波：一般 Q 波的时间 ≤0.03s，深度 ≤同导联 R 波振幅的 1/4。

4. ST 段

正常 ST 段形态多为等电位线，可有轻度偏移。

5. T 波

（1）形态：不对称，宽大，光滑，前支较长，后支较短。

（2）方向：大多与 QRS 主波的方向一致。aVR 导联 T 波倒置，Ⅰ、Ⅱ、V_3~V_6 导联直立，其余导联可直立、双向、低平或倒置。

（3）不应低于同导联 R 波的 1/10。

6. QT 间期

QT 间期代表心室除极与复极。

时限：0.32~0.44s。

7. U 波

U 波方向与 T 波方向一致，电压低于同导联的 T 波。

辅助检查判读篇

心室肥大

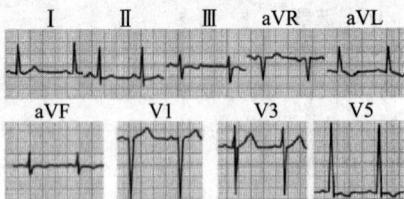

图 10-2　左心室肥大心电图

（一）左心室肥大

1. QRS 波群电压增高。

2. QRS 波群时限轻度延长达 0.10~0.11s。

3. ST-T 异常：在 R 波为主的导联 ST 段下斜型压低≥0.05mV，T 波低平、双向或倒置；以 S 波为主的导联中 T 波直立。

4. 左心房异常 P 波。

5. 额面 QRS 电轴轻度或中度左偏，一般不超过-30°。

6. QT 间期延长。

（二）右心室肥大

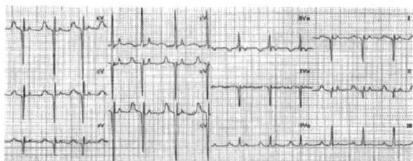

图 10-3　右心室肥大心电图

1. QRS 电轴右偏≥+90°，重症可>110°。
2. QRS 波群电压增高。
3. QRS 波群形态改变。
4. 继发性 ST-T 改变。
5. 右心房异常 P 波。
6. V_1 导联的 R 峰时间>0.035s。

ST 段抬高心肌梗死

（一）基本图形

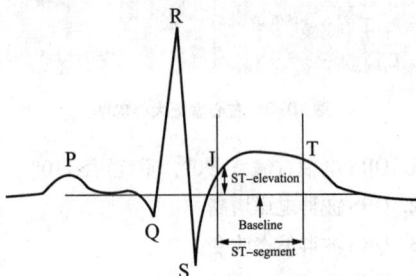

图 10-4 ST 段抬高心肌梗死基本图形

1. "缺血型" T 波改变。

2. "损伤型" ST 段改变。

3. 异常 Q 波（时限≥0.03s，深度≥R/4）。

（二）图形演变及其分期

1. **进展期（<6 小时）** 高耸直立 T 波，迅速出现上斜型或弓背向上的 ST 段抬高。

2. **急性期（6 小时~7 天）** ST 段逐渐抬高呈

弓背型，并可与 T 波融合成单向曲线，继而逐渐下降至等电位线；出现异常 Q 波；直立 T 波开始逐渐倒置并加深。

3. **愈合期**（7~28 天）　抬高的 ST 段基本恢复到基线，异常型 Q 波持续存在，倒置的 T 波逐渐变浅。

4. **陈旧期**（≥29 天）　ST-T 恢复正常或 T 波倒置、低平，残留下异常型 Q 波。

心律失常

（一）室性过早搏动

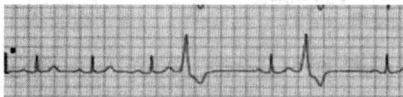

图 10-5　室性过早搏动心电图

1. 提前出现的宽大畸形的 QRS 波群，时限通常 ≥0.12s，其前无相关 P 波或 P'波。

2. T 波方向与 QRS 主波方向相反。

3. 有完全性代偿间歇。

（二）房性过早搏动

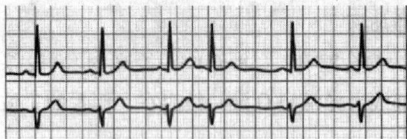

图 10-6　房性过早搏动心电图

1. 提前出现的异位 P′波，其形态与窦性 P 波不同，P′R 间期≥0.12s。

2. 房性 P′后有形态正常的 QRS 波群。

3. 代偿间歇不完全。

（三）心房颤动

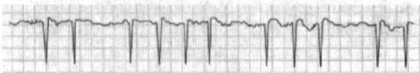

图 10-7　心房颤动心电图

1. P 波消失，代之以一系列大小不等、间距不均、形态各异的心房颤动波，频率为 350~600 次/分。

2. RR 间距绝对不齐。

3. QRS 形态正常或因室内差异传导而增宽畸形。

X光片及CT判读

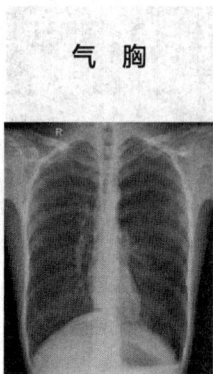

图 10-8　气胸 X 光片

1. 少量气胸在肺尖部显示无肺纹的透光区。被压缩的胸膜脏层如与肋骨重叠，则难以发现。

2. 大量气胸可将肺向肺门方向压缩，呈密度均匀的软组织影，其边缘有脏层胸膜形成的纤细的致密影，呼气时清楚，同时可见纵隔向健侧移位，患侧横膈下降，肋间隙增宽。

肠梗阻

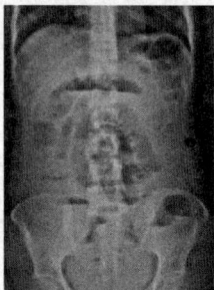

图 10-9　肠梗阻 X 光片

1. 立位透视可见肠管内气体、液体形成液平面。积气在液平面之上，呈半圆形、倒"U"字形的密度减低区。

2. 多数的气液面高低不同、大小不等，呈阶梯状。液平面可上下移动，为肠蠕动增强表现。

3. 在卧位时看不到液平面，只见肠管胀气扩张，呈连贯管状或呈层状排列。

肾结石

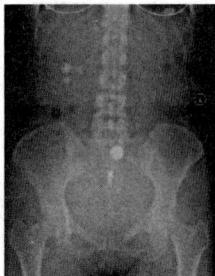

图 10-10　肾结石 X 光片

1. 肾区有单个或多个圆形、卵圆形或钝三角形致密影，密度高而均匀。边缘多光滑，但也有不光滑呈桑椹状。

2. 在肾盂肾盏内的小结石可随体位而移动，较大结石其形态与所在腔道形态一致，可表现为典型的鹿角形或珊瑚形。

3. 侧位观，肾结石大多与脊柱相重叠。

胸腔积液

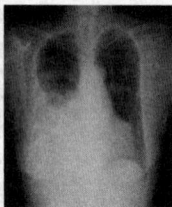

图 10-11　胸腔积液 X 光片

　　一侧胸部显示为均匀浓密影，有时仅肺尖部透明。并有同侧肋间隙增宽，及膈下降、纵隔向对侧移位。

脑内血肿

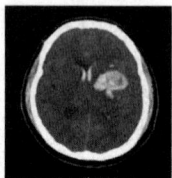

图 10-12　脑内血肿 CT

CT 表现为圆形、椭圆形高密度影。血肿的表现与病期有关。新鲜血肿为边缘清楚，密度均匀的高密度区，2~3 日后血肿周围出现水肿带；约一周后，血肿周边开始吸收，呈溶冰状；约 4 周后则变成低密度灶；2 个月后则成为低密度囊腔。CT 可反映血肿形成、吸收和囊变的演变过程。

缺血性脑梗死

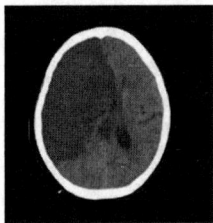

图 10-13　缺血性脑梗死 CT

发病 24 小时内 CT 可无阳性发现；1~2 周内由于缺血性脑水肿，累及皮质和髓质，多为楔形轻度低密度区，水肿范围大时可有占位征象；2~3 周病灶变为等密度，与脑水肿消失和巨噬细胞反应有关；4~6周病灶发生液化和疤痕形成，呈边缘锐利的低密度区，邻近脑室发生牵拉扩大，脑皮层沟增宽，甚至中线结构移向患侧。

主要参考书目

1. 钟赣生．中药学．北京：中国中医药出版社，2016.

2. 李冀．方剂学．北京：中国中医药出版社，2016.

3. 万学红，卢雪峰．诊断学．北京：人民卫生出版社，2018.

4. 朱大年，王庭槐．内科学．北京：人民卫生出版社，2018.

5. 陈红风．中医外科学．北京：中国中医药出版社，2016.

6. 罗颂平，刘雁峰．中医妇科学．北京：人民卫生出版社，2016.

7. 王雪峰．中西医结合儿科学．北京：中国中医药出版社，2016.

8. 沈雪勇．经络腧穴学．北京：中国中医药出版社，2016.

9. 王富春，马铁明．刺法灸法学．北京：中国中医药出版社，2016.

10. 高树中，杨骏．针灸治疗学．北京：中国中医药出版社，2016.

11. 医生资格考试大纲细则：中医（具有规定学历）执业医生．北京：中国中医药出版社，2018.